Bharti Sapra
Om Silakari
Neha Goyal

Prognóstico da permeação transdérmica in-vitro utilizando modelação in silico

AF546365

Bharti Sapra
Om Silakari
Neha Goyal

Prognóstico da permeação transdérmica in-vitro utilizando modelação in silico

ScienciaScripts

Imprint
Any brand names and product names mentioned in this book are subject to trademark, brand or patent protection and are trademarks or registered trademarks of their respective holders. The use of brand names, product names, common names, trade names, product descriptions etc. even without a particular marking in this work is in no way to be construed to mean that such names may be regarded as unrestricted in respect of trademark and brand protection legislation and could thus be used by anyone.

Cover image: www.ingimage.com

This book is a translation from the original published under ISBN 978-3-330-33088-7.

Publisher:
Sciencia Scripts
is a trademark of
Dodo Books Indian Ocean Ltd. and OmniScriptum S.R.L publishing group

120 High Road, East Finchley, London, N2 9ED, United Kingdom
Str. Armeneasca 28/1, office 1, Chisinau MD-2012, Republic of Moldova, Europe
Printed at: see last page
ISBN: 978-620-8-04152-6

Copyright © Bharti Sapra, Om Silakari, Neha Goyal
Copyright © 2024 Dodo Books Indian Ocean Ltd. and OmniScriptum S.R.L publishing group

Previsão da permeabilidade transdérmica *in vitro* através de modelação in silico

A pele é o maior órgão do corpo, pesando cerca de 5 kg e cobrindo uma área de cerca de dois metros quadrados num adulto (Schaefer e Redelmeier, 1996; Hadgraft, 2001; Kanitakis, 2002). A função importante deste órgão de várias camadas é proteger o corpo do ambiente, formando uma barreira eficaz contra a intrusão de moléculas estranhas no corpo. A camada superior, o estrato córneo (SC), é a principal barreira da pele. Esta camada é altamente hidrofóbica e é constituída por células diferenciadas sem núcleo, os corneócitos, cheias de queratina e embebidas numa camada lipídica. Uma vez que se assume que a absorção através desta camada não viável é a taxa limitante para a maioria das moléculas, assume-se que a penetração percutânea das moléculas é determinada por leis de difusão (Schaefer e Redelmeier, 1996). A via de absorção desempenha um papel importante na medida em que uma substância penetra na pele. Existem três vias de penetração transdérmica de produtos químicos: através dos domínios lipídicos intercelulares no SC, através dos apêndices cutâneos e através dos feixes de queratina no SC (Schaefer e Redelmeier, 1996; Trommer e Neubert, 2006). *Os estudos in vivo* são o principal método para determinar a taxa de penetração ou absorção percutânea de substâncias químicas no corpo humano. No entanto, a realização de *estudos in vivo em* seres humanos tem-se tornado cada vez mais difícil devido a disposições legais como a Human Studies Rule da Agência de Proteção Ambiental dos EUA. *Os estudos in vitro* de absorção através da pele humana, que não são proibidos pela regulamentação atual relativa à investigação em seres humanos, constituem uma alternativa. No entanto, não reproduzem os sistemas fisiológicos e metabólicos presentes nos *modelos in vivo* e estão associados a um tempo de vida limitado dos tecidos. Além disso, os estudos em seres humanos também colocam problemas práticos em termos de obtenção de tecidos humanos. Assim, os animais continuam a ser modelos práticos porque estão facilmente disponíveis e a variabilidade entre sujeitos é reduzida devido à consanguinidade, porque podem ser utilizados animais geneticamente modificados para estudar doenças da pele e porque existe um conjunto abrangente de dados não só sobre a absorção/penetração percutânea, mas também sobre parâmetros toxicocinéticos e toxicodinâmicos relevantes (Jakasa e Kezic, 2008). No entanto, a pele dos animais é geralmente mais permeável do que a pele humana. Para obter os dados mais fiáveis possíveis sobre a penetração ou absorção através da pele humana, a fisiologia, a bioquímica e a anatomia da pele animal devem ser semelhantes às da pele humana (Simon e Maibach, 2000). A avaliação da absorção percutânea de moléculas é uma etapa muito importante na avaliação de um sistema de administração cutânea ou transdérmica de medicamentos. Um grande desafio no desenvolvimento e otimização de sistemas de administração dérmica ou transdérmica é compreender os factores que determinam uma boa *eficácia in vivo*. Naturalmente, os dados mais significativos sobre a absorção dérmica são recolhidos em estudos em seres humanos, mas esses estudos não são geralmente possíveis durante a fase inicial de desenvolvimento de uma nova forma de dosagem ou de ensaio de um novo candidato a fármaco. Consequentemente, correlacionar estudos *ex vivo*, em animais e em humanos para prever a absorção percutânea em seres humanos representa um grande desafio na investigação biofarmacêutica. É praticamente impossível avaliar a permeabilidade dérmica dos materiais apenas com base em *testes in vivo*. Por conseguinte, são frequentemente utilizados vários *modelos ex vivo* e *in vitro* para avaliar os perfis de permeabilidade cutânea e os parâmetros cinéticos dos medicamentos. Por conseguinte, existe uma necessidade urgente de um método que permita uma comparação consistente dos *dados* in vitro e *in vivo*, a fim de encurtar e simplificar o processo de desenvolvimento de medicamentos e reduzir o número de estudos em seres humanos (Godin, 2007). Como já foi referido, a pele humana é a membrana mais adequada para avaliar a absorção transdérmica de uma molécula, que pode ser obtida a partir de uma variedade de fontes, como a cirurgia estética ou amputações. No entanto, a sua disponibilidade é limitada, pelo que a pele animal ou as membranas sintéticas são frequentemente utilizadas (Friend, 1992; Wester e Maibach, 1989). Foi proposta uma vasta gama de modelos animais como substitutos adequados da pele humana e utilizados para avaliar a permeabilidade percutânea das moléculas. Estes incluem primatas, porcos, ratinhos, ratos, cobaias e macacos.

O macaco (rhesus macaque/cornu) é o modelo animal mais adequado para a aspiração percutânea, uma vez que é filogeneticamente o mais próximo do homem. A sua pele é também semelhante à do homem, e zonas como o interior dos braços, pernas e tronco são relativamente desprovidas de pêlos, como no homem. A variação regional da sucção percutânea é semelhante à dos humanos, pelo que o mesmo local anatómico pode ser utilizado num estudo comparativo. Além disso, é suficientemente grande para permitir a recolha de amostras de sangue em série. No entanto, a utilização de macacos em experiências é algo limitada pelo seu custo e disponibilidade limitada. O porco é outro modelo animal adequado para estudar a absorção da pele humana, tanto *in vivo* como *in vitro* (Jakasa e Kezic, 2008). Tanto a pele humana como a do porco são caracterizadas pela ausência de pêlos, uma epiderme espessa com tecido subcutâneo bem diferenciado, uma derme com corpos papilares bem diferenciados e uma elevada proporção de tecido elástico (Simon e Maibach, 2000). A estrutura folicular da pele de porco também se assemelha à da pele humana. Os roedores estão facilmente disponíveis; são pequenos, fáceis de manusear, baratos e existe uma quantidade considerável de dados recolhidos sobre eles, pelo que também são utilizados para estudos de permeabilidade e de toxicidade regulamentar. A pele dos roedores tem geralmente valores de permeabilidade mais elevados do que a pele humana. Entre os roedores, a pele do rato apresenta uma maior semelhança estrutural com a pele humana (Godin e Touitou, 2007). Consequentemente, os parâmetros cinéticos de permeabilidade da pele do rato são frequentemente considerados comparáveis aos da pele humana. No entanto, existem diferenças consideráveis entre a pele do rato e a pele humana. Na pele do rato, a epiderme e a SC são mais finas, o número de apêndices é maior, a composição lipídica intercelular da SC é diferente e a superfície córnea é mais baixa do que na pele humana (Capt et al., 2007). Tal como a pele do rato, a pele do coelho é geralmente mais permeável do que a pele humana, e a diferença na absorção percutânea entre coelhos e humanos não é constante.

Recentemente, as considerações éticas aumentaram e a utilização de animais tornou-se mais frequente como modelos animais isolados da pele utilizados para determinar a absorção percutânea de moléculas. Em geral, estes modelos são mais importantes na investigação fundamental, para melhorar a compreensão dos processos, vias e forças motrizes de diferentes ingredientes activos na barreira cutânea. No entanto, devido ao grande número de espécies animais descritas na literatura, é difícil comparar dados no domínio da libertação cutânea e transdérmica de ingredientes activos.

A pele de roedores (ratinhos, ratos e porquinhos-da-índia) é mais frequentemente utilizada para *estudos de permeabilidade in* vitro e *in vivo* devido à sua disponibilidade. O seu pequeno tamanho, a facilidade de utilização e o custo relativamente baixo são vantagens para estes animais. Existem várias espécies sem pelo (ratinhos sem pelo, ratos sem pelo) em que a ausência de pelo imita melhor a pele humana do que a pele com pelo (Simon e Maibach, 1998).

Após a seleção de membranas biológicas para estudos de permeabilidade, outro fator importante é a escolha de um fármaco com propriedades físico-químicas favoráveis para o desenvolvimento de uma formulação transdérmica tópica. A permeabilidade dos fármacos depende em grande medida das suas propriedades físico-químicas, tais como o coeficiente de partição octanol/água, a solubilidade, a biodisponibilidade (F), a semi-vida, a esperança de vida molecular (MW), a ionização (pka), etc.

Um sistema de classificação biofarmacêutica (BCS) é um sistema que permite distinguir os medicamentos com base na sua solubilidade e permeabilidade (Mehta, 2016). O objetivo das orientações BCS é alargar o âmbito do BCS e recomendar métodos de classificação de medicamentos, bem como explicar quando pode ser solicitada uma isenção para *estudos de biodisponibilidade* e bioequivalência *in vivo* com base na abordagem BCS. As orientações do BCS visam tornar o processo de desenvolvimento e ensaio de medicamentos mais eficiente, recomendando uma estratégia para identificar estudos clínicos de bioequivalência consumíveis, propondo uma classe de formas de dosagem oral sólidas de libertação imediata (IR) para as quais a bioequivalência pode ser avaliada com base em *ensaios de dissolução in vitro* e recomendando métodos de classificação baseados na dissolução da forma de dosagem e nas propriedades de solubilidade e permeabilidade da substância ativa. De acordo com o BCS, as substâncias medicamentosas são classificadas da seguinte forma Classe I - alta permeabilidade, alta solubilidade Classe II - alta permeabilidade, baixa solubilidade Classe III - baixa permeabilidade, alta solubilidade Classe IV - baixa permeabilidade, baixa solubilidade.

Os métodos QSPR também podem ser utilizados para estabelecer uma relação estatística entre os dados cinéticos obtidos experimentalmente sobre a absorção percutânea de uma série de substâncias químicas exógenas e os parâmetros físico-químicos conhecidos (Moss et al., 2002). A principal desvantagem destes modelos é a incerteza da sua aplicação à absorção percutânea, principalmente devido: a) às limitações dos modelos desenvolvidos em termos de ajuste estatístico; b) à sua aparente falha em condições de elevada não-linearidade; e c) à incapacidade de extrapolar as suas conclusões para outros sistemas, em especial quando é necessário ter em conta os efeitos de suporte (Moss et al., 2002). Há outras questões e preocupações quanto à validade de tais abordagens para compreender o mecanismo de penetração da pele.

No que diz respeito à penetração transdérmica de moléculas, a falta de correlação entre diferentes espécies ou diferentes locais de aplicação no mesmo modelo animal deve-se principalmente a diferenças na espessura da pele (ou SC), na composição dos lípidos intercelulares do SC e no número de rolos de pele.

A pele dos mamíferos de diferentes espécies apresenta grandes diferenças anatómicas em caraterísticas como a espessura da pele, o número de glândulas sudoríparas e de folículos pilosos por unidade de área. O comportamento e a distribuição da irrigação sanguínea papilar e a capacidade de transpiração diferem entre os seres humanos e os animais de laboratório normais (Montagna, 1963, 1967). Para além disso, existem diferenças consideráveis entre as diferentes raças humanas.

Netzlaff et al. demonstraram que as diferenças entre as barreiras cutâneas de diferentes espécies se devem à presença de quantidades variáveis de ácidos gordos livres e triglicéridos, bem como à densidade dos folículos pilosos (Netzlaff et al., 2006). A organização destes domínios é muito importante para a função de barreira da pele, uma vez que a maioria das moléculas que penetram na pele passam através do domínio lipídico do SC. A composição e a organização dos lípidos da CS diferem das de outras membranas biológicas: as principais classes de lípidos são as ceramidas de cadeia longa, os ácidos gordos livres, o colesterol e os ésteres de colesterol (Bouwstra e Ponec, 2006; Norlen, 2001).

As variações na metodologia utilizada num determinado modelo cutâneo, como o tipo de células de difusão, a temperatura da pele, o ambiente recetor, a dose de aplicação e a superfície de difusão, etc., podem influenciar significativamente os dados obtidos (Tiemessen, 1993). No entanto, é importante sublinhar que os modelos in vitro e animais são instrumentos importantes para o rastreio de uma série de formulações de medicamentos, a avaliação das propriedades que aumentam a permeabilidade cutânea, o mecanismo de ação dos sistemas de transporte e a avaliação da extensão do transporte cutâneo de uma série de moléculas de medicamentos (Schaefer e Redelmeier, 1996).

A penetração de moléculas através da pele é um fenómeno multifatorial que depende de diferentes tipos de interações físicas, químicas e biológicas. Uma grande parte destas interações não é linear, o que torna difícil modelar matematicamente a absorção cutânea.

Os estudos de permeabilidade cutânea in vitro são frequentemente realizados para estudar moléculas de fármacos e sistemas de transporte, a fim de otimizar a administração dérmica ou transdérmica. Um dos principais objectivos dos *estudos de permeabilidade in vitro* é, por conseguinte, prever *a absorção in vivo*. Várias contribuições tentaram correlacionar ou prever matematicamente *as concentrações in vivo de ingredientes activos* a partir de *dados de permeabilidade in vitro* baseados num modelo de difusão (Touitou, 1988; Ainbinder e Touitou, 2005).

Os modelos matemáticos da permeabilidade cutânea são importantes para a administração transdérmica de medicamentos, para a avaliação dos efeitos dos riscos industriais e ambientais na pele e para o desenvolvimento de uma compreensão fundamental dos processos de biotransporte. O impacto de tais modelos na administração transdérmica de medicamentos é particularmente importante.

Os modelos matemáticos são frequentemente uma ajuda imediata, uma vez que fornecem informações sobre a velocidade de penetração dos medicamentos através da pele e, por conseguinte, sobre a concentração dérmica ou sistémica dos medicamentos. Ajudam também a analisar os dados experimentais, a reduzir o número de experiências e a traduzi-los em *dados in vitro*.

A modelização matemática é vista como uma alternativa válida aos *estudos* in vitro e *in vivo*, especialmente quando são tidas em conta considerações éticas e económicas.

As abordagens in silico envolvem a previsão do coeficiente de permeação aparente de diferentes substâncias com base em constantes físicas facilmente disponíveis, como descritores de peso molecular, lipofilicidade e parâmetros de solvatação. Estes diferentes modelos podem descrever a penetração cutânea através de uma série de etapas de distribuição e difusão, que podem ser quantificadas sob a forma de coeficientes de distribuição e difusão. Neste estudo, tentámos desenvolver um método/modelo de cálculo para prever o perfil do medicamento com base nos factores acima referidos.

O modelo QSPR é amplamente utilizado para quantificar a taxa e a extensão da absorção subcutânea de diferentes produtos químicos, principalmente a partir de soluções aquosas, e para desenvolver, com base nesta quantificação, uma relação entre as propriedades moleculares do solvente e a permeabilidade da pele (Geinoz et al., 2004). Também tem sido utilizada para selecionar potenciais candidatos a medicamentos para administração transdérmica (Hadgraft e Guy, 2003) e para avaliar os riscos potenciais após a exposição dérmica a produtos químicos perigosos, como os pesticidas (Bouwman et al., 2008).

A MLR continua a ser um método popular devido às suas vantagens em relação a outras técnicas de modelação. Uma das suas principais vantagens é o facto de as equações de regressão resultantes serem muito fáceis de interpretar. Outra vantagem é o facto de a qualidade dos modelos de regressão poder ser avaliada através de testes estatísticos.

Neste estudo, foram utilizadas membranas naturais, tais como pele de rato excisada e membrana de casca de ovo, como barreiras para controlar a permeabilidade de alguns modelos de fármacos de diferentes pesos moleculares e lipofilicidade. Os estudos de permeabilidade foram efectuados utilizando uma célula de difusão de Franz modificada. A permeação de fármacos através destas membranas naturais foi comparada com a permeação destes fármacos através de membranas de diálise sintéticas. Foram efectuadas análises estruturais e modelizações matemáticas para analisar e prever a semelhança/diferença entre as diferentes membranas no que diz respeito à permeação de diferentes fármacos com diferentes log P, pka, peso molecular e solubilidade.

3.1 Estudos preliminares sobre as preparações

Foram selecionados *para* este estudo quatro medicamentos da classe BCS 2: Cloridrato de terbinafina, glipizida, indometacina e ondasetron.

3.1.1 Análises individuais de medicamentos

a) Cloridrato de terbinafina (TH) - A percentagem de pureza do TH foi determinada por um método cromatográfico em conformidade com a Farmacopeia dos Estados Unidos (USP). O diluente foi preparado a partir de acetonitrilo e água numa proporção de 1:1. A solução padrão foi preparada dissolvendo 0,5 g/ml de TH no diluente e a solução de amostra dissolvendo 0,5 mg/ml de TH no diluente. A absorvância foi medida a 280 nm.

b) Glipizida (GPZ) - A percentagem de pureza da GPZ foi determinada pelo método titrimétrico descrito na Farmacopeia Britânica (BP). 0,4 g de GPZ foram dissolvidos em 50 ml de dimetilformamida. Adicionou-se 0,2 ml de solução de vermelho de quinaldina e titulou-se com metóxido de lítio 0,1 M até a cor mudar de vermelho para incolor.

c) Indometacina (IND) - A percentagem de pureza da IND foi determinada pelo método titulométrico descrito na Farmacopeia Indiana. Pesou-se 0,45 g de IND, dissolveu-se em 75 ml de acetona e titulou-se sob azoto com hidróxido de sódio 0,1 M isento de carbonatos, utilizando 0,2 ml de solução de fenolftaleína como indicador.

d) Cloridrato de ondansetrona di-hidratado (OND) - A percentagem de pureza do OND foi determinada por um procedimento cromatográfico da Farmacopeia dos Estados Unidos (USP). Para preparar a fase móvel, preparou-se um tampão fosfato pH 5,4 e misturou-se com acetonitrilo numa proporção de 52:48. 45 mg de OND foram misturados com a fase móvel para formar 50 mL. O pico foi determinado a 216 nm.

3.1.2 Calorimetria Exploratória Diferencial (DSC)

As medições DSC foram efectuadas com um analisador térmico (EVO 131, SETARAM Instrumentation, França). As amostras de todas as preparações experimentais, pesadas com precisão, foram colocadas em tabuleiros de alumínio selados sob um fluxo de azoto. As amostras foram aquecidas de 40° a 340°C a uma taxa de amostragem de 10°C/min.

3.2 Validação dos métodos de análise

3.2.1 Criação da curva de calibração

a) ***Terbinafina*:** a solução-mãe de TH foi preparada dissolvendo TH (10 mg) em 10 ml de metanol. As diluições subsequentes (1-60 lg/ml) foram preparadas com tampão fosfato (pH 7,4) contendo 1% p/v de Tween 80. Todas as soluções foram protegidas da luz.

Condições para a espetrofotometria UV

A absorvância de cada diluição foi medida espectrofotometricamente a 283 nm.

Condições cromatográficas

A fase móvel foi uma mistura 95:5 de metanol e água. A taxa de fluxo foi fixada em 1,0 mL/min. A TH foi determinada a 283 nm.

Curva de calibração

A curva de calibração foi estabelecida na gama de 1-60 lg/ml. A absorvância de todas as soluções foi medida a 283 nm com um espetrofotómetro UV-VIS (HITACHI U-2900).

b) ***Glipizida:*** foi preparada uma solução-mãe de GPZ (1 mg/ml) dissolvendo o fármaco (5 mg) em 5 ml de metanol. As diluições subsequentes (100-400 lg/ml) foram preparadas com tampão fosfato (pH 7,4).

Condições para a espetrofotometria UV

A absorvância de cada diluição foi medida espectrofotometricamente a 262 nm.

Curva de calibração

A curva de calibração foi estabelecida na gama de 100-400 lg/ml. A absorvância de todas as soluções foi medida a 262 nm com um espetrofotómetro UV-VIS (HITACHI U-2900).

c) ***Indometacina:*** a solução-mãe de IND (1 mg/ml) foi preparada dissolvendo o fármaco (5 mg) em 5 ml de metanol. As diluições subsequentes (5-30 lg/ml) foram efectuadas com tampão fosfato (pH 7,4).

Condições para a espetrofotometria UV

A absorvância de cada diluição foi medida espectrofotometricamente a 260 nm.

Curva de calibração

A curva de calibração foi estabelecida na gama de 100-400 lg/ml. A absorvância de todas as soluções foi medida a 260 nm com um espetrofotómetro UV-VIS (HITACHI U-2900).

e) Ondansetrão: a solução-mãe de OND (1 mg/ml) foi preparada dissolvendo o fármaco (5 mg) em 5 ml de metanol. As diluições subsequentes (2-16 lg/ml) foram efectuadas com tampão fosfato (pH 7,4).

Condições para a espetrofotometria UV

A absorvância de cada diluição foi medida espectrofotometricamente a 247 nm.

Curva de calibração

A curva de calibração foi estabelecida na gama de 2 a 16 lg/ml. A absorvância de todas as soluções foi medida a 247 nm com um espetrofotómetro UV-VIS (HITACHI U-2900).

3.2.2 Validação do método

Os instrumentos de espetrofotometria UV foram testados em vários parâmetros de validação, como a linearidade, a precisão, a exatidão, o limite de deteção (LOD), o limite de quantificação (LOQ) e a especificidade, em conformidade com as diretrizes da ICH (2010).

Limite de deteção (LOD): o limite de deteção é definido como a menor quantidade de uma substância a analisar numa amostra que pode ser detectada, mas que não é necessariamente quantificada como um valor exato.

$$LOD = 3,3(o/ S)$$

em que o é o desvio-padrão da secção do eixo Y da linha de regressão e S é o declive da curva de calibração. O declive de S e *o* foi estimado a partir da curva de calibração da substância a analisar.

Limite de quantificação (LOQ): O LOQ é definido como a concentração mais baixa para a qual a precisão, expressa como um desvio padrão relativo, é superior a 20% e o erro, expresso como a diferença relativa entre o valor medido e o valor verdadeiro, é inferior a 20%. Foram analisadas seis amostras idênticas para determinar o LOQ

$$LOQ = 10(o/ S)$$

Linearidade: os padrões dos medicamentos foram analisados por ordem crescente de concentração e a linearidade foi avaliada através do estabelecimento de uma curva de calibração. As soluções-padrão foram preparadas em triplicado, de modo a obter uma curva de calibração a partir de cada conjunto de soluções-padrão. A curva de calibração foi obtida por regressão linear de mínimos quadrados. Foi registada a gama de concentrações do fármaco em que as curvas de calibração revelaram linearidade.

Precisão: para a precisão intradiária, cada concentração do medicamento registada no estudo de linearidade foi analisada no mesmo dia; para a precisão interdiária, as mesmas concentrações foram analisadas em três dias diferentes. A precisão foi expressa em % de desvio-padrão relativo (% RSD) da concentração calculada.

Precisão: para avaliar a precisão dos métodos analíticos, foram efectuados testes de recuperação adicionando uma quantidade conhecida de uma solução padrão de referência a amostras de diferentes percentagens. As amostras preparadas foram depois analisadas utilizando os métodos propostos. Todas as medições foram efectuadas em triplicado para cada concentração.

Estabilidade**:* ***a estabilidade da amostra, do padrão e dos reagentes durante um período de tempo razoável é necessária para obter resultados reprodutíveis e fiáveis. Por exemplo, é necessária uma estabilidade de 24 horas para as soluções e reagentes que têm de ser preparados para cada teste. O tipo de teste e os critérios de aceitação baseiam-se nos dados obtidos durante o desenvolvimento, otimização e validação do método.

Preparação de um sítio Web normalizado

a) Placa padrão in vitro de TH com espetrofotómetro UV-VIS e análise cromatográfica: uma solução de TH (0,1% p/v) em tampão fosfato pH 7,4 e 1% p/v de Tween 80 foi analisada espectrofotometricamente de 200 nm a 400 nm. O máximo de absorção foi observado a 283 nm. Uma amostra de TH (5 mg) pesada com exatidão foi cuidadosamente transferida para um balão volumétrico e dissolvida em 5 ml de metanol. O volume foi completado até à marca com tampão fosfato pH 7,4 contendo 1% p/v de Tween 80. A solução foi submetida a ultra-sons durante 10 minutos. As alíquotas da solução-mãe foram diluídas em série com tampão fosfato contendo Tween 80 para obter soluções com concentrações de TH de 1 a 60ng/ml. A absorvância das soluções foi determinada a 283 nm.

A curva padrão de TH foi também estabelecida por cromatografia na gama de 1 μg/ml a 60 μg/ml a 283 nm.

b) Determinação padrão in vitro da GPZ utilizando um ensaio espetrofotométrico UV-VIS: foi analisada ***uma*** solução de GPZ (0, 1% p/v) em tampão fosfato pH 7,4.

medido espectrofotometricamente de 200 nm a 400 nm. O máximo de absorção foi observado a 262 nm. Uma amostra precisamente pesada de HA (5 mg) foi cuidadosamente transferida para um balão volumétrico e dissolvida em 5 ml de metanol. O volume foi completado até à marca com tampão fosfato pH 7,4. A solução foi submetida a ultra-sons durante 10 minutos. As alíquotas da solução-mãe foram diluídas em série com tampão fosfato para obter soluções com concentrações de glipizida de 100 a 400 μg/ml. A absorvância das soluções foi determinada a 262 nm.

c) Determinação padrão in vitro do IND utilizando um ensaio espetrofotométrico UV-VIS: Foi analisada uma solução de IND (0, 1% p/v) em tampão fosfato pH 7,4.

medido espectrofotometricamente de 200 nm a 400 nm. O máximo de absorção foi observado a 262 nm. Uma amostra de IND (5 mg) pesada com exatidão foi cuidadosamente transferida para um balão volumétrico e dissolvida em 5 ml de metanol. O volume foi completado até ao traço com tampão fosfato pH 7,4. A solução foi submetida a ultra-sons durante 10 minutos. As alíquotas da solução-mãe foram diluídas em série com tampão fosfato para obter soluções com concentrações de IND entre 5 e 30 µg/ml. A absorvância das soluções foi determinada a 262 nm.

d) Determinação padrão in vitro da OND utilizando um ensaio espetrofotométrico UV-VIS: foi analisada uma solução de OND (0, 1% p/v) em tampão fosfato pH 7,4.

medido espectrofotometricamente de 200 nm a 400 nm. O máximo de absorção foi observado a 247 nm. Uma amostra de OND pesada com exatidão (5 mg) foi cuidadosamente transferida para um balão volumétrico e dissolvida em 5 ml de metanol. O volume foi completado até ao traço com tampão fosfato pH 7,4. A solução foi submetida a ultra-sons durante 10 minutos.

As alíquotas da solução-mãe foram diluídas em série com tampão fosfato para obter uma solução com uma concentração de OND de 2-16 lg/ml. A absorvância das soluções foi determinada a 247 nm.

3.3 Estudos de solubilidade

Foi determinada a solubilidade de fármacos selecionados (TH, GPZ, IND e OND) em diferentes veículos (propilenoglicol (PG), etanol (Etol), PG:Etol (7:3), PG:Etol (3:7)), ácido oleico e miristato de isopropilo (IPM)). Para cada determinação, foi adicionado um excesso de fármaco a 1 ml de solvente em eppendrops. Os eppendrops foram então colocados num agitador rotativo durante 24 horas e centrifugados a 5000 rpm durante 15 minutos. $_{max}$As amostras foram então analisadas nos respectivos valores X: 283 nm, 262 nm, 260 nm e 247 nm para TH, GPZ, IND e OND, respetivamente, utilizando o método do espetrofotómetro UV/HPLC. Todas as experiências foram efectuadas em triplicado. A concentração do fármaco em cada solvente foi então calculada e estes solventes foram utilizados para estudos de permeabilidade em células de difusão de Franz.

3.4 Fator de separação (ko/w)

O coeficiente de partição de todas as preparações foi determinado por agitação do frasco. Em funis de 30 ml, foram colocados 3 ml de IPM como fase oleosa e 3 ml de diferentes solventes, tais como PG, etilo, PG:etilo (3:7), PG:etilo (3:7) e tampão fosfato (pH 7,4) como fase aquosa. Foram adicionados 3 mg de fármaco a cada funil e, em seguida, a camada aquosa foi separada e analisada com um espetrofotómetro UV. As concentrações do fármaco foram determinadas em ambas as camadas de todos os sistemas de solventes e os coeficientes de partição foram calculados.

3.5 Fabrico de diferentes membranas

a) Preparação da pele de rato: A pele dorsal ***de*** ratos Wistar de ambos os sexos foi utilizada para o estudo. Os pêlos dorsais foram removidos com uma máquina de cortar mecânica, sem danificar a pele. A pele foi limpa com soro fisiológico. O animal foi morto após 24 horas por deslocação da coluna vertebral e a pele do dorso foi removida. A pele inteira foi mergulhada em água a 60°C durante 45 segundos e, em seguida, a derme foi removida por raspagem cuidadosa. Foi utilizada epiderme fresca em todas as experiências.

b) Preparação da membrana de diálise: a membrana de diálise foi mergulhada em água quente durante 2 a 3 horas. Abriu-se a membrana fazendo uma incisão ao longo de um dos bordos.

c) Preparação da membrana da casca do ovo***:*** foi efectuado um furo num dos bordos do ovo, através do qual o conteúdo do ovo (gema) foi completamente removido. Em seguida, a casca do ovo foi imersa em ácido clorídrico concentrado durante cerca de 10 a 15 minutos para remover a camada exterior de calcário duro. Esperámos que o borbulhar parasse e que a espuma desaparecesse. As membranas resultantes foram cuidadosamente lavadas com solução fisiológica normal para remover o excesso de ácido. Quando a membrana reage com o ácido, ocorre o seguinte mecanismo de reação:

CaCOz +2 HCl -CaCiz + co2 + H2O

3.6 *Estudos de permeabilidade in vitro*

A permeação do fármaco foi estudada através de diferentes membranas (pele de rato, membrana de diaisina e membrana de casca de ovo). No caso da pele de rato, as folhas epidérmicas foram incubadas durante 4 horas na solução recetora. O fármaco foi diluído/dissolvido em PG, etoi, PG:etoi (3:7), PG:etoi (7:3) e adicionado ao compartimento dador. O meio recetor (22 mi) era constituído por tampão fosfato (pH 7,4) e Tween 80 no caso da TH, e tampão fosfato (pH 7,4) e PEG 400 (10%) p/v no caso da GPZ, IND e OND. A velocidade de agitação foi de 100 rpm. Toda a estrutura foi armazenada em segurança num banho de água termostático a 37 ± 2°C. As amostras (2 ml) foram colhidas várias vezes, após 48 horas para a TH e após 24 horas para os outros fármacos. Após cada amostragem, foi reintroduzido no compartimento recetor um volume igual de tampão fosfato, mantido a 37 ± 2°C. Se necessário, as amostras foram diluídas com tampão fosfato. As amostras foram analisadas a 283 nm, 262 nm, 260 nm e 247 nm para TH, GPZ, IND e OND, respetivamente. A quantidade de fármaco que entra no compartimento recetor foi determinada tendo em conta o coeficiente de diusão.

3.7 Análise de dados

***a) Coeficiente de partição e coeficiente de difusão*:** A permeabilidade cutânea (J) foi calculada a partir do rácio unitário do número cumulativo de abordagens experimentais do seguinte modo

em função do tempo. Os pormenores do tipo de "transformação gráfica" são fornecidos na secção "Resultados e Discussão". A fim de avaliar o possível mecanismo de ação dos potenciadores de permeabilidade, os dados de permeabilidade foram analisados mais pormenorizadamente. O coeficiente de permeabilidade (P) foi calculado utilizando a seguinte relação:

$$P = J / C_d \qquad (1)$$

em que c_d é a quantidade de fármaco carregada no compartimento dador da célula de difusão de Franz.

O coeficiente de difusão também foi calculado para todos os fármacos em diferentes solventes através de diferentes membranas (pele de rato, membrana de casca de ovo e membrana de diálise) utilizando a fórmula abaixo:

$$D = \frac{Ph}{k_{o/w}} \tag{2}$$

em que $k_{o/w}$ é o coeficiente de partição do fármaco em diferentes solventes e h é a espessura das diferentes membranas: pele - 0,51 mm, membrana de diálise - 0,05 mm e membrana de casca de ovo - 0,327).

***b)* Gráficos da equação de Coresma-Peppa :**

Os dados de libertação do solvente foram analisados utilizando a equação de Peppas:

$$\frac{M}{M\infty} = kt^n \tag{3}$$

em que M é a quantidade de fármaco permeada até ao tempo t e Mda é a quantidade de fármaco permeada até um tempo infinito. M/Mda é a libertação fraccionada do soluto, t é o tempo de libertação, k é a constante cinética e n é um expoente que caracteriza o mecanismo de libertação do soluto (Korsmeyer et al., 1983). Com base no expoente de difusão n, a transferência do fármaco é classificada como difusão de Fick para n < 0,5, difusão anómala (não-Fick) para 0,5 < n < 1. 1,0, transporte Fall-II ou de ordem zero (libertação independente do tempo) para n = 1,0 e transporte Super-Fall-II para n > 1,0, mas neste estudo classificámo-lo como transporte Fick para n < 0,5 e transporte não-Fick para n < 0,5 por simplicidade. De acordo com esta equação, o logaritmo da fração de libertação de solvente em cada ponto de tempo foi deslocado em relação ao logaritmo do tempo para calcular n e k. Com base no guia acima e no n calculado, os perfis de libertação foram classificados, sendo as peles tratadas como uma membrana de barreira de camada única utilizada para calcular os coeficientes de permeabilidade.

3.8 Análise estatística

Os resultados são expressos como a média de pelo menos três experiências ± desvio padrão. A análise estatística dos dados foi efectuada utilizando o teste de Holm-Sidak (ANOVA unidirecional) para TH, GPZ, IND e OND. O teste de Holm-Sidak pode ser utilizado tanto para comparações entre pares como para comparações com o grupo de controlo. É mais significativo do que os outros testes e é recomendado como o primeiro procedimento para a maioria dos testes de comparação múltipla. Para todos os testes, $p < 0,05$ é o nível mínimo de significância.

3.9 Desenvolvimento do modelo QSPR

Os estudos QSPR são um dos métodos mais utilizados para a previsão de propriedades químicas. O conceito de QSPR consiste em desenvolver uma equação matemática quantitativa computorizada para a estrutura química e o conhecimento de compostos com as propriedades desejadas. Uma vez encontrada uma correlação significativa entre a estrutura e a propriedade, qualquer número de compostos pode ser analisado para determinar o valor previsto da propriedade. Desta forma, o conceito QSPR poupa recursos e acelera o desenvolvimento de novas moléculas para qualquer aplicação.

a) Preparação dos dados

A primeira etapa da fase inicial, por mais trivial que possa parecer, é extremamente importante para garantir que apenas são selecionados dados experimentais exactos, precisos e consistentes. A segunda etapa consiste em incluir caracterizações físico-químicas que reflictam propriedades composicionais, electrónicas e estéricas importantes. É sempre preferível utilizar o menor número possível de descritores explicativos, de modo a facilitar a interpretação dos modelos resultantes. Muitos autores salientam que um dos aspectos mais importantes da modelação QSPR é a capacidade de interpretar os modelos resultantes de um ponto de vista físico-químico ou mecanístico. É por esta razão que utilizamos descritores físico-químicos de substâncias activas para desenvolver um modelo QSPR. A preparação dos dados envolve a recolha e a limpeza de dados sobre as propriedades dos alvos. Recolhemos seis descritores diferentes para 27 fármacos, mas utilizámos apenas quatro descritores ($K_{o/w}$, Log S, permeabilidade/fluxo e pK_a) para formular equações e criar o modelo QSPR.

b) Uma geração de modelos

Na segunda fase, o objetivo é estabelecer uma relação estrutura-propriedade estatisticamente significativa. Os descritores físico-químicos actuam como variáveis independentes e a propriedade a modelizar como variável dependente. Existem muitos métodos diferentes disponíveis para este fim, integrados em diferentes pacotes de software; a escolha depende geralmente das respostas que o ecrã QSPR tem de fornecer. Os métodos de modelação mais utilizados são a regressão linear múltipla (MLR), os mínimos quadrados parciais (PLS), as redes neuronais artificiais (ANN) e os k-vizinhos mais próximos (kNN). Neste estudo de caso, utilizamos a MLR para analisar os dados e criar equações.

c) Regressão linear múltipla (MLR) utilizando descritores físico-químicos

A regressão múltipla é uma ferramenta estatística altamente avançada que é extremamente poderosa quando se trata de desenvolver um "modelo" para prever um grande número de resultados. A regressão múltipla é uma extensão da regressão linear simples. É utilizada quando se pretende prever o valor de uma variável com base no valor de duas ou mais variáveis. A variável que se pretende prever é designada por variável dependente, resultado, variável-alvo ou critério. A regressão múltipla também nos permite determinar o ajuste total (variância explicada) do modelo e a contribuição relativa de cada preditor para a variância total explicada.

Penetração de compostos através da pele do rato in vitro

Foi extraído da literatura um conjunto de dados que consiste no fluxo e noutros parâmetros físico-químicos de 27 fármacos da classe 2 do BCS através da pele de ratos. O método exato para determinar os dados biológicos não foi definido e, além disso, foram realizadas experiências diferentes em laboratórios diferentes.

Por conseguinte, a metodologia e as diferenças entre laboratórios devem ser tidas em conta aquando da medição dos dados biológicos. A lista completa dos fármacos utilizados neste estudo e os respectivos dados de permeabilidade estão resumidos no Quadro 3.1.

$$Y' = a + b_1X_1 + b_2X_2 \tag{4}$$

$$b_1 = \left(\frac{r_{y,x_1} - r_{y,x_1} r_{x_1x_2}}{1-(r_{x_1x_2})^2}\right)\left(\frac{SD_y}{SD_{x_1}}\right) \tag{5}$$

$$b_2 = \left(\frac{r_{y,x_2} - r_{y,x_2} r_{x_1x_2}}{1-(r_{x_1x_2})^2}\right)\left(\frac{SD_y}{SD_{x_2}}\right) \tag{6}$$

$$r_{x,y} = \frac{\sum XY - \frac{\sum X \sum Y}{n}}{\sqrt{\left(\sum X^2 - \frac{(\sum X)^2}{n}\right)\left(\sum y^2 - \frac{(\sum y)^2}{n}\right)}} \tag{7}$$

Determinação dos parâmetros físico-químicos

Quatro descritores, como $K_{o/w}$, Log S, permeabilidade e pKa, foram determinados para cada substância ativa a partir da literatura, como se mostra no Quadro 3.3.

Geração de regressões multilineares

Começou-se por estabelecer e calcular manualmente três equações (cada uma com uma variável dependente e duas variáveis independentes), utilizando as fórmulas de regressão não linear apresentadas a seguir:

$_{r2r2}$A fórmula da regressão linear múltipla é a seguinte *Y* = valor previsto de Y (variável dependente), *a* = segmento de eixo de Y, *X* e *X* são as variáveis independentes, *b* e *b* são os coeficientes de regressão.

Cálculo dos coeficientes de regressão

where,

r_{y,x_1}= Correlation between y and x_1

r_{y,x_2}= Correlation between y and x_2

$r_{x_1x_2}$= Correlation between x_1 and x_2

SD_y= Standard de

viation of dependent variable Y

$_{xx}5\ D$ d e $5\ D$ = desvio-padrão das variáveis independentes X1 e X_2

Cálculo do coeficiente de correlação, em que n = número de pares de dados

Quadro 3.1: Pormenores das propriedades físico-químicas utilizadas no estudo anterior

S.NO.	CURA	Permeabilidade (y)	LOG P (x1)	LOG S (x2)	Pka (x3)
1.	Nitroglicerina	13.00	1.25	3.00	5.60
2.	Nicardipina	7.25	3.82	5.30	8.18
3.	Terbinafina	51.19	3.30	5.60	8.94
4.	Testosterona	2.69	3.32	3.90	0.88
5.	Carvedilol	3.41	3.05	5.00	8.74
6.	Haloperidol	3.28	3.7	4.90	8.05
7.	Indometacina	2.21	5.2	5.20	2.30
8.	Griseofulvina	9.10	2.71	3.80	4.30
9.	Naproxeno	3.75	3.29	3.60	4.80
10	Ácido mefenâmico	7.23	5.12	3.78	4.20
11	Bicatulamida	6.08	2.5	4.70	12.00
12	Fenitoína	4.57	2.47	3.50	8.33
13	Itraconazol	5.00	5.66	4.90	3.70
14	Diazepam	4.32	2.82	4.40	3.40
15	Rivastigmina	6.00	2.3	2.10	8.89
16	Glibenclamida	1.39	3.754	5.40	4.32
17	Glipizida	3.01	4.4	4.40	5.90
18	Atorvastatina	2.20	4.41	6.10	4.33
19	Clopidogrel	7.54	3.84	4.40	5.14

20	Olanzapina	7.96	2.00	3.50	7.24
21	Ondansetrona	2.47	3.10	3.10	7.34
22	Lamotrigina	6.27	2.50	2.70	5.87
23	Papavarina	0.34	3.00	4.40	6.03
24	Cetoprofeno	8.58	3.29	4.10	3.88
25	Tenoxicam	0.15	1.90	3.10	4.78
26	Piroxicam	5.11	3.06	3.40	4.76
27	Felodipina	8.20	4.36	4.70	5.39

4.1 Estudos preliminares sobre as preparações

4.1.1 Análises individuais de medicamentos

a) TH: a pureza do medicamento foi de 99,11%, o que corresponde às normas USP (98-102%).

b) GPZ: a pureza do medicamento foi de 99,67%, o que corresponde ao limite de BP (98-102%).

c) IND: o grau de pureza do medicamento era de 99,76%, o que está dentro do limite do IP (98-101%).

d) OND: a pureza do medicamento foi de 99,53%, o que está em conformidade com as normas da USP (98-102%).

4.1.2 Calorimetria Exploratória Diferencial (DSC)

(a) TH: a endotermia foi determinada a 215°C (Figura 4.1), o que quase coincide com o termograma obtido por Kumar (Kumar, 2012). Por conseguinte, pode concluir-se que a amostra do fármaco era pura.

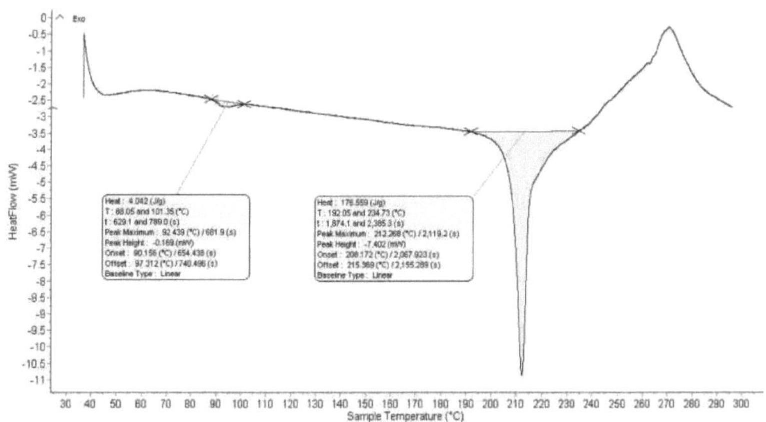

Figura 4.1: Termografia DSC de TH

c) **GPZ:** a endotermia foi determinada a 190,4°C (Figura 4.3), o que corresponde ao termograma de Himasankar e colegas (Himasankar et al, 2002) e Aly e Ali (Aly e Ali, 2010). Por conseguinte, podemos concluir que a amostra de droga era pura.

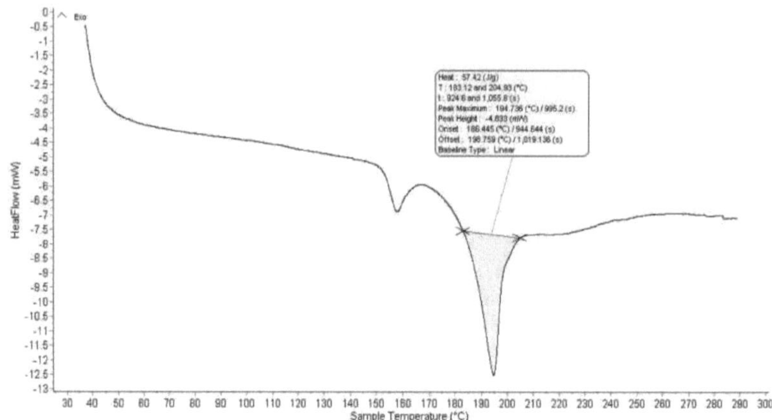

Figura 4.2: Termograma do GPP-DSC

(c) IND: obtém-se uma endotermia a 160°C (fig. 4.3), semelhante à do Termografia por Mesnukul et al (Mesnukul et al., 2010). Como resultado, é Conclusão sobre a pureza da amostra do medicamento.

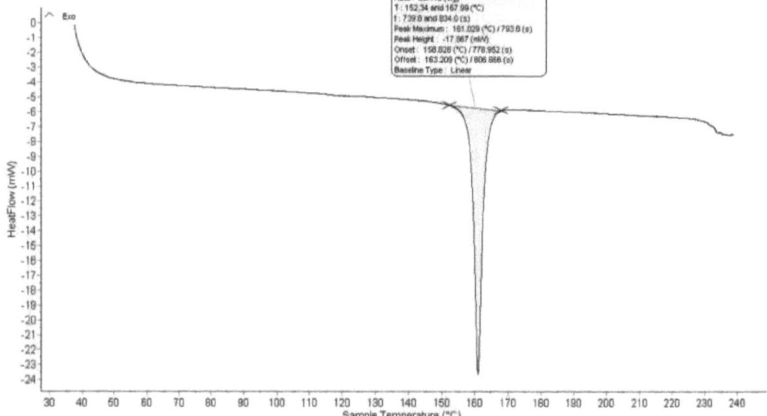

Figura 4.3: Termografia IND DSC

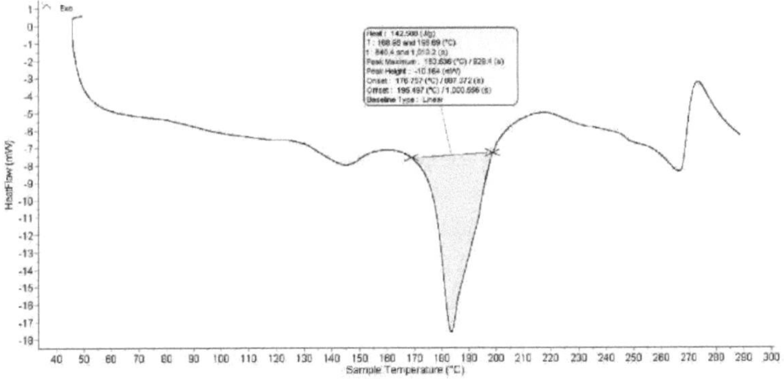

d) OND: a endoterma foi determinada a 183,5°C (Figura 4.4), o que é consistente com o termograma de Pattnaik e colegas (Pattnaik et al., 2011). Por conseguinte, pode concluir-se que a amostra do fármaco era pura.

Figura 4.4: Termografia DSC da MNU

4.1.2 Validação do método

a) TH: O método espetrofotométrico UV para a análise de GPZ foi testado em vários parâmetros de validação, tais como linearidade, precisão, exatidão, LOD, LOQ e estabilidade, em conformidade com as diretrizes da ICH (2010), e os resultados são apresentados abaixo.

LOD e LOQ: a sensibilidade das medições de TH com os métodos propostos foi avaliada utilizando o LOQ e o LOD. Os resultados estão resumidos no quadro 4.1. Os valores experimentais de LD e LOQ para a espetrofotometria foram de 0,8 ^g/ml e 2,45 ^g/ml, respetivamente, e para a HPLC de 0,58 ^g/ml e 1,77 ^g/ml. No entanto, o LOD e o LOQ calculados teoricamente foram 1,0 ^g/ml e 2,45 ^g/ml, respetivamente, para a espetrofotometria, enquanto que para a HPLC foram 0,7 ^g/ml e 1 ^g/ml.

Quadro 4.1: Comparação dos diferentes parâmetros de validação da TH obtidos nas análises espectrofotométrica e por HPLC

Parâmetros	UV Espectrofotometria	HPLC
Gama de linearidade	5 - 45 (^g/ml)	2 - 50 (^g/ml).
Interceção	0.0044	7580.7
Inclinação	0.0221	40360
Coeficiente de correlação (r2)	0.9999	0.999
Desvio padrão	0.005	7183.9
Desvio-padrão relativo (% RSD)	1.093	1.260
Limite de deteção (LOD)	0,80 (^g/ml)	0,58 (^g/ml)
Limite de quantificação (LOQ)	2,45 lig/ml)	1,77 (^g/ml)

Linearidade: A linearidade dos métodos analíticos foi avaliada através da análise de três conjuntos de gráficos de calibração de padrões. Os resultados obtidos após a análise de regressão linear dos dados estão resumidos no quadro 4.1.

Precisão: para avaliar a precisão dos métodos analíticos, foram efectuados testes de recuperação adicionando uma quantidade conhecida de uma solução-padrão de referência a amostras contendo 80%, 100% e 120%. As amostras preparadas foram depois analisadas utilizando as diferentes técnicas propostas. Todas as medições foram efectuadas em triplicado para cada concentração. Os resultados mostraram que as percentagens de recuperação obtidas com as técnicas UV e HPLC foram de 98,75-99,95% e 98,45-101,55%, respetivamente, com uma percentagem de RSD não superior a 0,6% (quadro 4.2).

Tabela 4.2: Resultados do estudo de recuperação de TH para análise espectrofotométrica e por HPLC

Concentração antes da análise (g/ml)	Concentração adicionada (g/ml) (n=3)	Espectrofotometria		HPLC	
		(r Quantidade recuperada /ml n=) (3)	% Restauração	(rn Número de reuniões /ml) (= 3)	% Restauração
20	00	19.99 ± 0.31	99.95	20.23 ± 0.23	101.55
20	16	35.95 ± 0.12	99.86	36.26 ± 0.16	100.72
20	20	39.98 ± 0.12	99.95	40.50 ± 0.60	101.25
20	24	43.45 ± 0.45	98.75	43.32 ± 0.20	98.45

Precisão: A precisão dos dois métodos foi avaliada com base na repetibilidade das reacções das soluções de amostra num dia e entre dois dias. Cada solução foi analisada em três réplicas por dia (n = 3) para a repetibilidade intradiária e uma réplica por dia durante três dias para a repetibilidade interdiária (n = 3). A precisão foi expressa em percentagem de desvio-padrão relativo (% RSD), que foi inferior a 2%, indicando uma precisão satisfatória do sistema (quadro 4.3). A precisão média dos métodos propostos foi determinada para uma concentração de TH de 20ng/ml por dois analistas que trabalharam nas mesmas condições de trabalho e ambientais. O resultado mostrou que a percentagem de RSD foi inferior a 2%, o que corresponde a um intervalo aceitável para todos os métodos (quadro 4.3).

Repetibilidade: a repetibilidade foi determinada analisando a concentração da solução de TH 20 ig/ml para seis casos, ou seja, n=6, e a percentagem de quantidade encontrada foi de 98% a 102% e de 99% a 101% com um RSD < 2% para a análise espectrofotométrica UV e HPLC, respetivamente. Os resultados estão resumidos no quadro 4.3.

Quadro 4.3: Resultados da precisão e reprodutibilidade da TH

Espectrofotometria						
Concordo. (Hg/ml)	Precisão intradiária (n = 3)			Exatidão entre dias (n = 3)		
	Concentração (mg/ml) ± S.D	% DER	Coeficiente de variação (CV)	(/ml)Concentração de Hg encontrada ± S.D.	% DER	Coeficiente de variação (CV)
10	9.58 ± 0.10	1.05	0.010	9.51 ± 0.10	1.07	0.010
15	14.29 ± 0.10	0.71	0.007	14.26 ± 0.10	0.71	0.007
20	20.56 ± 0.41	1.97	0.019	20.59 ± 0.41	1.99	0.019
HPLC						
5	5.17 ± 0.10	1.83	0.018	5.00 ± 0.10	1.92	0.019
15	14.44 ± 0.30	1.17	0.011	14.30 ± 0.20	1.23	0.012
20	19.20 ± 0.10	0.34	0.001	19.20 ± 0.10	0.64	0.006
Resultados da reprodutibilidade e da precisão médias dos métodos propostos						
Concentração (g/ml)	Reprodutibilidade			Precisão média		

	Espectrofotometria		HPLC		Espectrofotometria		HPLC	
	Número encontrado (%)	% DER	Número encontrado (%)	% DER	Número encontrado (%)		Número encontrado (%)	
					Analista I	Analista II	Analista I	Analista II
20	99.9 ± 0.14	0.73	100.4 ± 0.20	1.01	99.90 ± 0.14	98.86 ± 0.95	100.4 ± 0.20	99.86 ± 0.34

b) GPZ: o método espetrofotométrico UV para a análise de GPZ foi testado em vários parâmetros de validação, tais como linearidade, precisão, exatidão, LOD, LOQ e estabilidade, em conformidade com as diretrizes da ICH (2010); os resultados são apresentados em seguida.

LOD e LOQ: a sensibilidade das medições de GPZ com os métodos propostos foi determinada em termos de LOQ e LOD. Os resultados são apresentados no quadro 4.4. O LD e o LOQ experimentais para a espetrofotometria foram de 5 g/ml e 10 g/ml. No entanto, o LD e o LQ calculados teoricamente para a espetrofotometria foram de 11,55 g/ml e 35 g/ml, respetivamente.

Linearidade**:** A linearidade dos métodos analíticos foi avaliada através da análise de três conjuntos de gráficos de calibração de padrões. Os resultados obtidos após a análise de regressão linear dos dados estão resumidos no quadro 4.4.

Tabela 4.4: Comparação de diferentes parâmetros de validação do GPZ a partir da análise espectrofotométrica

Parâmetros	**Espectrofotometria UV**
Gama de linearidade	100 - 400 (g/ml)
Interceção	0.000
Inclinação	0.002
Coeficiente de correlação $(r)^2$	0.995
Desvio padrão	0.007
Desvio-padrão relativo (% RSD)	1.681
Limite de deteção (LOD)	5 (g/ml)
Limite de quantificação (LOQ)	10 (g/ml)

Precisão: a precisão foi calculada a partir dos resultados do ensaio como a percentagem da substância a analisar recuperada pelo ensaio. Os resultados do estudo de precisão estão resumidos na Tabela 4.5. A recuperação média de cada substância a analisar situou-se entre 99,67 e 99,99 (ponto de corte 98-102%) para o UV. Os resultados mostram que a precisão do método proposto é altamente reprodutível e fiável e está dentro dos limites padrão (5%).

Quadro 4.5: Exatidão do método espetrofotométrico UV para a determinação de PAHs

Concentração analisada (g/ml)	Concentração recuperada (g/ml)			% de concentrado recuperado			Taxa média de recuperação em	% DER
	Frase-1	Frase-2	Frase-3	Frase-1	Frase-2	Frase-3		
100	99.67	99.68	99.96	99.67	99.68	99.96	99.65	0.165
300	299.98	299.57	299.68	99.99	99.85	99.90	99.88	0.071
400	399.86	399.26	399.54	99.96	99.81	99.88	99.88	0.075

Precisão: para este efeito, foram escolhidas três concentrações diferentes da solução do medicamento para serem determinadas entre dias e durante o mesmo dia, para as quais foram efectuadas 6 medições nas mesmas condições experimentais (quadros 4.6 e 4.7). Os resultados dos estudos de repetibilidade intradiária revelaram que o RSD variava entre 0,032 e 0,202. A repetibilidade entre dias foi de 0,049 - 0,239, o que corresponde a um intervalo de 5%. Os resultados obtidos indicam a reprodutibilidade e a fiabilidade do método proposto.

Quadro 4.6: Reprodutibilidade (no espaço de um dia) do método UV-GPZ

Concordo. (g/ml)	Concentração recuperada (g/ml)						Taxa média de recuperação em	% DER
	Frase-1	Frase-2	Frase-3	Frase-4	Frase-5	Frase-6		
100	99.67	99.85	99.95	99.45	99.47	99.75	99.69	0.202
300	299.98	299.64	299.78	299.85	299.75	299.84	99.93	0.037
400	399.86	399.86	399.74	399.94	399.57	399.74	99.94	0.032

Quadro 4.7: Reprodutibilidade (entre dias) do método UV-GPZ

Concentração (g/ml)	Concentração recuperada (g/ml)						Taxa média de recuperação em	% DER
	Frase-1	Frase-2	Frase-3	Frase-4	Frase-5	Frase-6		

100	99.67	99.68	99.96	99.34	99.47	99.35	99.57	0.239
300	299.98	299.57	299.68	299.65	299.45	299.64	99.88	0.058
400	399.86	399.26	399.54	399.64	399.47	399.54	99.88	0.049

c) IND: O método espetrofotométrico UV para a análise do IND foi testado em vários parâmetros de validação, tais como linearidade, precisão, exatidão, LOD, LOQ e estabilidade, em conformidade com as diretrizes da ICH (2010); os resultados são apresentados em seguida.

LOD e LOQ: a sensibilidade das medições de IND utilizando o método proposto foi avaliada em termos de LOQ e LOD. Os resultados estão resumidos no quadro 4.8. O LD e o LQ experimentais para a espetrofotometria foram de 2,00 cd/ml e 5 cd/ml, respetivamente. No entanto, o LD e o LOQ calculados teoricamente foram de 1,55 cd/ml e 3,5 cd/ml, respetivamente.

Quadro 4.8: Comparação de diferentes parâmetros de validação IND da análise espectrofotométrica

Parâmetros	**Espectrofotometria UV**
Gama de linearidade	5 - 30 (cd/ml)
Interceção	0.118
Inclinação	0.020
Coeficiente de correlação $(r)^2$	0.993
Desvio padrão	0.007
Desvio-padrão relativo (% RSD)	1.446
Limite de deteção (LOD)	2 (cd/ml)
Limite de quantificação (LOQ)	5 (cd/ml)

Linearidade**:** A linearidade dos métodos analíticos foi avaliada através da análise de três conjuntos de gráficos de calibração de padrões. Os resultados obtidos após a análise de regressão linear dos dados estão resumidos no quadro 4.8.

***Precisão**:* a precisão foi calculada a partir dos resultados do ensaio como a percentagem de analitos recuperados pelo ensaio. A recuperação média de cada analito foi de 99,65 - 99,88 (intervalo 98-101%) para UV. Os resultados mostram que a precisão do método proposto é altamente reprodutível e fiável e está dentro dos limites padrão (Tabela 4.9).

Quadro 4.9: Exatidão do método espetrofotométrico UV para determinar o IND

Concentração analisada (g/ml)	Concentração recuperada (g/ml)			Concentração recuperada			Taxa média de recuperação em	% DER
	Frase-1	Frase-2	Frase-3	Frase-1	Frase-2	Frase-3		
10	9.68	9.68	9.96	9.96	9.57	9.67	99.65	0.165
20	19.86	19.26	19.54	19.96	99.81	99.88	99.88	0.065
30	29.99	29.98	29.68	99.97	99.85	99.90	99.88	0.085

Nota: para este efeito, foram escolhidas três concentrações diferentes da solução do fármaco para serem determinadas entre dias e no mesmo dia, para as quais foram efectuadas seis medições nas mesmas condições experimentais. Os resultados do estudo estão resumidos nos quadros 4.10 e 4.11. Os resultados dos estudos de repetibilidade num dia mostram que o RSD é de 0,113 - 0,439. A repetibilidade entre dias foi de 0,381 - 0,625, o que está dentro do intervalo normal (1%). Os resultados obtidos indicam a reprodutibilidade e a fiabilidade do método proposto.

d) OND: O método espetrofotométrico UV para a análise de OND foi testado em vários parâmetros de validação, tais como linearidade, precisão, exatidão, LOD, LOQ e estabilidade, em conformidade com as diretrizes ICH (2010). Os resultados são apresentados em seguida.

Quadro 4.10: Repetibilidade (num dia) do método IND-UV

Concordo. (g/ml)	Concentração recuperada (g/ml)						Taxa média de recuperação em	% DER
	Frase-1	Frase-2	Frase-3	Frase-4	Frase-5	Frase-6		
10	9.85	9.95	9.96	9.94	9.97	9.95	99.36	0.439
20	19.86	19.96	19.94	19.95	19.89	19.94	99.61	0.197
30	29.99	29.98	29.88	29.94	29.97	29.94	99.83	0.113

Quadro 4.11: Repetibilidade (entre dias) do método IND-UV

Concordo. (g/ml)	Concentração recuperada (g/ml)						Taxa média de recuperação em	% DER
	Frase-1	Frase-2	Frase-3	Frase-4	Frase-5	Frase-6		
10	9.85	9.99	9.96	9.86	9.87	9.85	98.97	0.625
20	19.86	19.96	19.94	19.85	19.75	19.84	99.33	0.381
30	29.99	29.98	29.68	29.94	29.87	29.84	99.61	0.388

LOD e LOQ: a sensibilidade das medições de OND utilizando o método proposto foi avaliada em termos do limite de quantificação (LOQ) e do limite de deteção (LOD). Os resultados estão resumidos no quadro 4.12. O LOD e o LOQ experimentais para a espetrofotometria foram de 1,00 g/ml e 2 g/ml, respetivamente. No entanto, o LD e o LQ calculados teoricamente foram de 0,62 g/ml e 1,89 g/ml, respetivamente.

Linearidade: A linearidade dos métodos analíticos foi avaliada através da análise de três gráficos de calibração de padrões. Os resultados obtidos após a análise de regressão linear dos dados estão resumidos no quadro 4.12.

Quadro 4.12: Comparação dos diferentes parâmetros de validação do MLA obtidos a partir da análise espectrofotométrica

Parâmetros	Espectrofotometria UV
Gama de linearidade	2-14 (g/ml)
Interceção	0.011
Inclinação	0.053
Coeficiente de correlação $(r)^2$	0.996
Desvio padrão	0.01
Desvio-padrão relativo (% RSD)	2.865
Limite de deteção (LOD)	1,0 (g/ml)
Limite de quantificação (LOQ)	2,0 (g/ml)

Precisão: a precisão foi calculada a partir dos resultados do ensaio como a percentagem de analito recuperada pelo ensaio. Os resultados do estudo de precisão são apresentados na Tabela 4.13. A recuperação média de cada analito foi de 99,33 - 99,86 (intervalo 98-102%) para o UV. Os resultados mostram que a precisão do método proposto é altamente reprodutível e fiável e está dentro dos limites padrão (1,5%).

Nota: para este efeito, foram escolhidas três concentrações diferentes da solução do fármaco para serem determinadas entre dias e no mesmo dia, para as quais foram efectuadas seis medições nas mesmas condições experimentais. Os resultados do estudo estão resumidos nos quadros 4.14 e 4.15. Os resultados dos estudos de reprodutibilidade intra-dia mostraram que o RSD

Quadro 4.13: Exatidão do método espetrofotométrico UV para a determinação da OND

Concentração analisada (g/ml)	Concentração recuperada (g/ml)			Concentração recuperada			Taxa média de recuperação em	% RSD
	Frase-1	Frase-2	Frase-3	Frase-1	Frase-2	Frase-3		
4	3.98	3.98	3.96	99.50	99.50	99.00	99.33	0.290
8	7.96	7.95	7.96	99.50	99.38	99.50	99.46	0.072
12	11.99	11.98	11.88	99.91	99.83	99.00	99.86	0.509

0,297 - 0,592. No estudo de repetibilidade entre dias, o RSD foi de 0,250 - 1,020, o que está dentro do intervalo normal (1,5%). Os resultados obtidos indicam uma boa reprodutibilidade e fiabilidade do método proposto.

Quadro 4.14: Repetibilidade (num dia) do método UNM-UV

Concentração (g/ml)	Concentração recuperada (g/ml)						Taxa média de recuperação em	% RSD
	Frase-1	Frase-2	Frase-3	Frase-4	Frase-5	Frase-6		
4	3.98	3.98	3.96	3.95	3.92	3.94	98.875	0.592
8	7.96	7.95	7.94	7.96	7.91	7.98	99.37	0.297
12	11.99	11.98	11.88	11.97	11.85	11.90	99.40	0.495

Quadro 4.15: Repetibilidade (entre dias) do método UV-visual para a determinação do MLA

Concentração (g/ml)	Concentração recuperada (g/ml)						Taxa média de recuperação em	% RSD
	Frase-1	Frase-2	Frase-3	Frase-4	Frase-5	Frase-6		
4	3.98	3.98	3.96	3.89	3.92	3.90	98.45	1.020
8	7.96	7.92	7.94	7.91	7.95	7.89	99.10	0.332
12	11.99	11.95	11.93	11.95	11.93	11.90	99.51	0.250

4.1.3 Preparação de um sítio Web normalizado

a) TH

Análise espectrofotométrica UV

Para a análise espetral UV, as concentrações preparadas foram analisadas na gama UV de 200 a 400 nm e o espetro TH obtido revelou um máximo de absorção a 283 nm. A linearidade do método analítico foi avaliada através da análise de três conjuntos de gráficos de calibração de padrões; o gráfico resultante é apresentado na Figura 4.5. O valor do coeficiente de correlação foi superior a 0,999, o que indica uma boa linearidade do método.

the method.

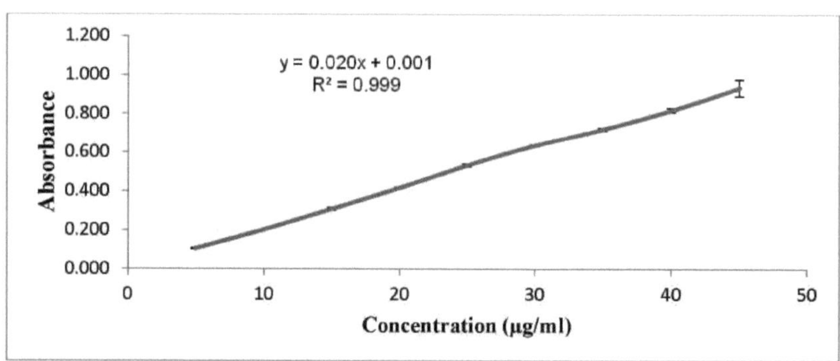

Figura 4.5: Gráfico TH padrão utilizando um espetrofotómetro UV

Análise cromatográfica: Os eluentes de HPLC foram observados a 283 nm e tiveram um tempo de retenção de 8,1 minutos. A linearidade do método analítico foi avaliada através da análise de três conjuntos de curvas de calibração de padrões. A curva de calibração dos padrões revelou uma excelente linearidade e um bom coeficiente de correlação. A curva-padrão de TH é apresentada na figura

4.6 e a sobreposição do cromatograma de TH (2 -50 g/ml) é apresentada na figura 4.7.

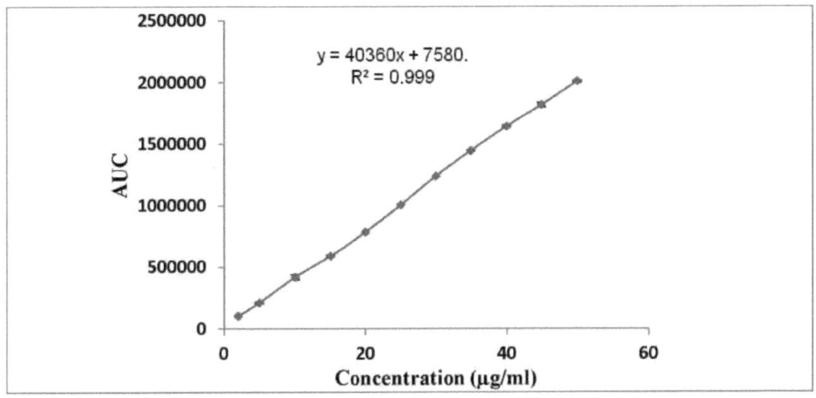

Figure 4.6: Standard plot of TH using HPLC

b) GPZ

***Análise espectrofotométrica de UV*:** para a análise espetral de UV, as concentrações preparadas foram analisadas na gama de UV de 200 a 400 nm e o espetro resultante de ZPG revelou um máximo de absorção a 262 nm. A linearidade do método analítico foi avaliada através da análise de três conjuntos de gráficos de calibração de padrões; o gráfico resultante é apresentado na Figura 4.8. O valor do coeficiente de correlação foi superior a 0,998, o que indica uma boa linearidade do método.

c) IND

***Análise espectrofotométrica UV*:** para a análise espetral UV, as concentrações preparadas foram analisadas na gama UV de 200 a 400 nm e o espetro IND obtido revelou um máximo de absorção a 260 nm. A linearidade do método analítico foi avaliada através da análise de três conjuntos de gráficos de calibração de padrões; o gráfico resultante é apresentado na Figura 4.9. O valor do coeficiente de correlação foi de 0,998, o que indica uma boa linearidade do método.

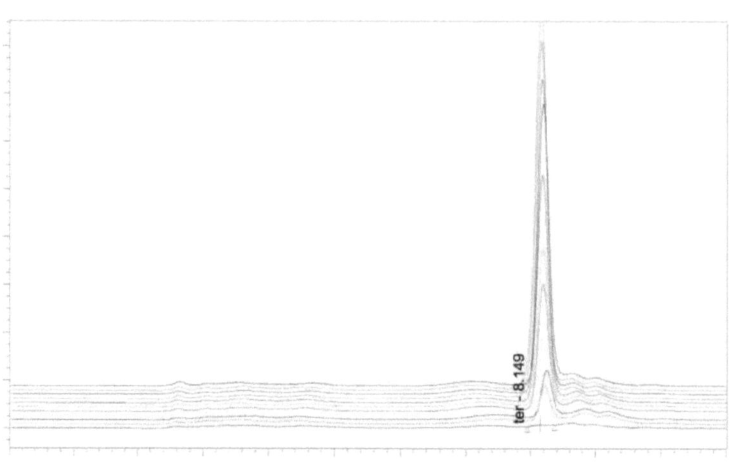

Figura 4.7: Sobreposição de TH (2-50 g/ml)

5.8+ T80 Tampão vazio; Data de receção: 15/01/2015 01:22:12 1ST; Frascos: 1; Inj#:1; Canal: W2489 ChA 283nm

STD2MCG;Data de aquisição: 20/01/2015 01:37:14 1ST;Frasco: 1; Injeção #: 2; Canal: W2489 ChA 283nm STD5MCG;Data de aquisição: 20/01/2015 01:49:23 1ST;Frasco: 1; Injeção #: 3; Canal: W2489 ChA 283nm STD 10 MCG; Data de aquisição: 20/01/2015 02:12:47:471ST ; Vial: 1; Ing#: 5; Canal : W2489ChA 283nm

STD 15 MCG;Data de entrada:20/01/2015 02:24:511ST; Vial#: 1; Eng#:6; Canal : W2489ChA 283nm

STD20MCG;Data de aquisição: 20/01/2015 02:36:151ST;Флакон: 1; Ing#: 7; Channel:W2489ChA 283nm

STD 25 MCG;Data de aquisição:20/01/2015 02:47:361ST;Флакон:1; Ing#: 8; Channel:W2489ChA 283nm

STD45MCG;Data de aquisição:20/01/2015 03:23:271ST;Флакон: 1; Eng#: 11; Canal: W2489 ChA 283nm

STD 40 MCG;Data de registo: 20/01/2015 03:36:12 1ST;Frasco: 1; Eng#: 12; Canal:W2489 ChA 283nm

STD50MCG;Data de aquisição:20/01/2015 03:59:171ST;Frasco#: 1; Eng#: 14; Canal: W2489 ChA 283nm

- STD30MCG;Data de aquisição:20/01/2015 04:45:491ST; Vial#: 1; Ing#: 18; Canal: W2489 ChA 283nm

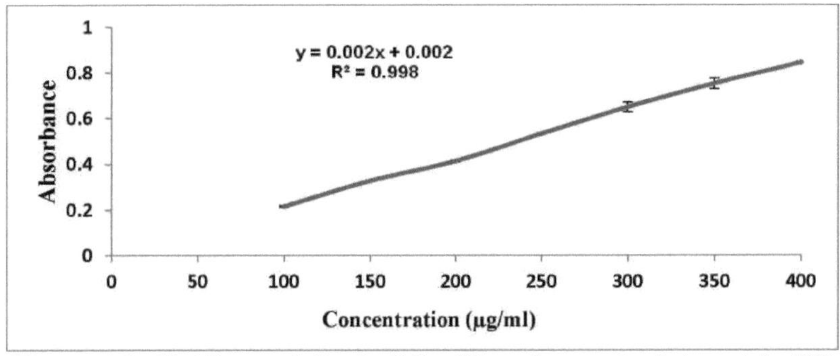

Figura 4.8: Gráfico padrão de GC utilizando espetrofotometria UV

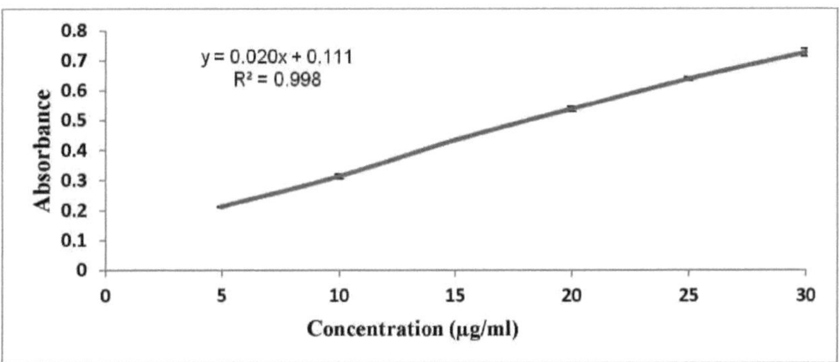

Figura 4.9: Gráfico IND padrão utilizando espetrofotometria UV

d) MLA

Análise espectrofotométrica UV**:** para a análise espetral UV, as concentrações preparadas foram analisadas na gama UV de 200 a 400 nm e o espetro OND obtido revelou um máximo de absorção a 247 nm. A linearidade do método analítico foi avaliada através da análise de três conjuntos de gráficos de calibração de padrões e o gráfico resultante é apresentado na Figura 4.10. O coeficiente de correlação foi de 0,998, o que indica uma boa linearidade do método.

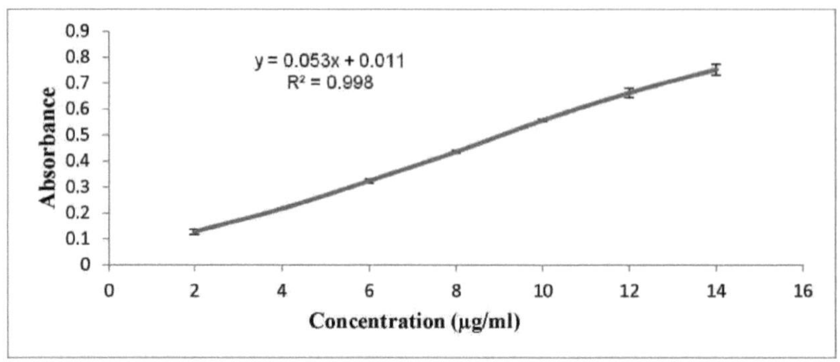

Figura 4.10: Gráfico padrão OND utilizando espetrofotometria UV-Vis

4.2 Estudos de solubilidade

A solubilidade dos fármacos selecionados (TH, GPZ, IND e OND) foi determinada em diferentes veículos - propilenoglicol (PG), etanol (etol), PG:etol (7:3) e PG:etol (3:7) - (quadro 4.16).

Tabela 4.16: Solubilidade dos fármacos em diferentes solventes

Solventes	Solubilidade (mg/ml)			
	TH	GPZ	IND	OND
PG	12.56 ± 1.84	1.68± 0.25	14.15 ± 1.04	50.27 ± 1.01
Etol	32.62 ± 1.04	10.67 ± 0.18	35.30 ± 1.01	24.35 ± 1.00
PG:Etol (3:7)	26.13±0.99	8.32 ± 0.51	28.05 ± 1.06	38.88 ± 1.09
PG:Etol (7:3)	16.23 ± 0.93	4.36 ± 0.50	14.65 ± 1.02	40.55 ± 0.71

(a) TH: O TH é um antifúngico sintético à base de alilamina. A TH é altamente lipofílica e tende a acumular-se na pele, unhas e tecido adiposo. A TH é solúvel em metanol, etanol, cloreto de metileno, DMSO, DMF, etanol:PBS 1:2 (pH 7,2) e insolúvel em água. A solubilidade em diferentes solventes foi determinada experimentalmente. A solubilidade máxima da TH foi encontrada em etanol. A solubilidade da TH em PG, etanol, PG:etol (7:3) e PG:etol (3:7) foi de 12,56 ± 1,84 mg/ml, 32,62 ± 1,04 mg/ml, 16,23 ± 0,93 mg/ml e 26,13 ± 0,99 mg/ml, respetivamente. A tendência de solubilidade da TH seguiu a seguinte ordem: etol > PG:etol (3:7) > PG:etol (7:3) > PG, como mostra a Figura 4.11. A solubilidade do TH em etanol é de 19,7% w/w e de 8,9% em PG.

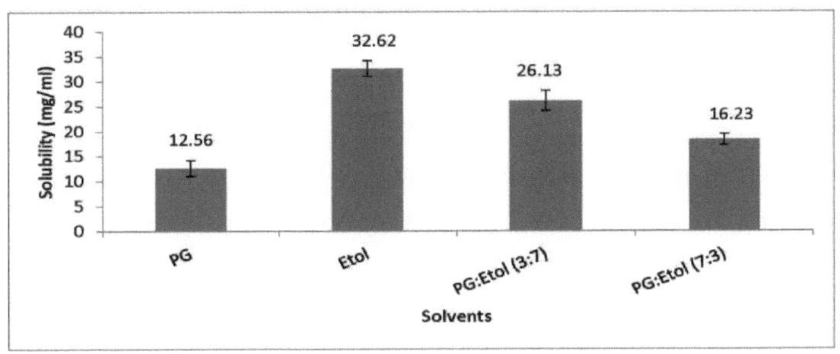

Figura 4.11: Histograma da solubilidade do TH em diferentes solventes

b) GPZ: O GPZ é um antidiabético de ação média a longa, que pertence às sulfonilureias de segunda geração e é geralmente utilizado para reduzir os níveis de açúcar no sangue em doentes com diabetes mellitus de tipo II. A GPZ é praticamente insolúvel em água (1,4 ^g/ml). A solubilidade da GPZ foi estudada em vários solventes. A solubilidade máxima da GPZ foi encontrada em etanol (10,67 ± 0,18 mg/ml), como se mostra na Figura 4.12. A solubilidade da GPZ em PG, PG:etol (3:7) e PG:etol (7:3) foi de 1,68 ± 0,25 mg/ml, 8,32 ± 0,51 mg/ml e 4,36 ± 0,50 mg/ml, respetivamente. Neste caso, a solubilidade diminuiu com o aumento do teor de PG, ou pode ser interpretado que a solubilidade aumentou com o aumento do teor de etanol.

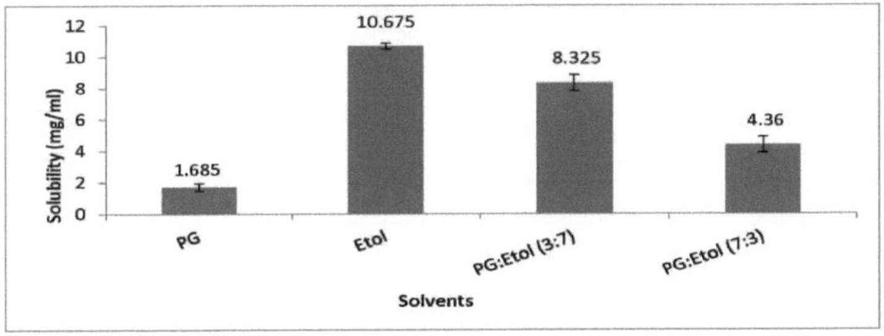

Figura 4.12: Histograma da solubilidade da GPZ em diferentes solventes

c) IND: O IND é um medicamento anti-inflamatório não esteroide (AINE) com efeitos anti-inflamatórios, analgésicos e antipiréticos. O IND é solúvel em solventes orgânicos, como o etanol, o DMSO e a dimetilformamida (DMF). De acordo com dados da literatura, a solubilidade do IND em etanol e DMSO é de aproximadamente 25 mg/ml (http://www.scbt.com/datasheet-200503-indomethacin.html). Em água, a solubilidade é de

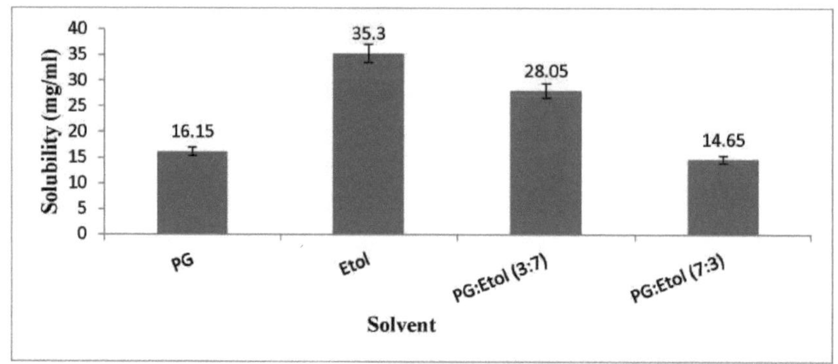

Figura 4.13: Histograma que mostra a solubilidade do IND em diferentes solventes

A solubilidade do IND foi estimada em 9,5 g/ml. No entanto, no presente estudo, a solubilidade do IND nos diferentes solventes PG, etanol, PG:etol (3:7) e PG:etol (7:3) foi de 14,15 ± 1,04 mg/ml, 35,30 ± 1,01 mg/ml, 28,05 ± 1,06 mg/ml e 16,65 ± 1,02 mg/ml, respetivamente (Figura 4.13). A solubilidade do IND foi mais elevada em etol, como se mostra na Figura 4.9. No caso do IND, a solubilidade do fármaco seguiu a seguinte ordem: etol > PG:etol (3:7) > PG:etol (7:3) > PG.

d) OND: A OND é um antagonista potente e altamente seletivo dos receptores 5-HT3. A solubilidade da OND foi determinada em vários solventes e registou um máximo em PG (50,27 ± 1,01 mg/ml). A solubilidade da OND em etanol, PG:etol (7:3) e PG:etol (3:7) foi de 24,35 ± 1,00 mg/ml, 40,55 ± 1,01 mg/ml e 38,88 ± 0,71 mg/ml, respetivamente (Figura 4.14). A solubilidade dos ONDs seguiu a seguinte ordem: PG > PG:etol (7:3) > PG:etol (3:7) > etol.

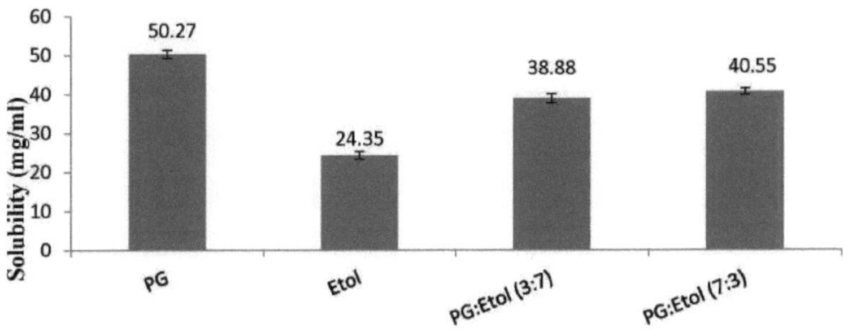

Figura 4.14: Histograma da solubilidade da OND em diferentes solventes

4.3 Fator de separação

Os coeficientes de partição de TH, GPZ, IND e OND também foram determinados experimentalmente em diferentes solventes (tabela 4.17).

Quadro 4.17: Fator de separação para substâncias activas em diferentes solventes

Solventes	Divisória Coelfident (k)$_{o/w}$			
	TH	GPZ	IND	OND
PG	1.84 ± 0.11	2.75 ± 0.15	2.34 ± 0.09	5.08 ± 0.04
Etol	2.80 ± 0.17	3.82 ± 0.12	3.59 ± 0.74	9.63 ± 0.84
PG:Etol (3:7)	2.04 ± 0.23	3.25 ± 0.20	3.57 0.21	7.49 ± 0.55
PG:Etol (7:3)	1.49 ± 0.25	2.99 ± 0.08	3.23 ± 0.05	8. 13± 0.96

a) TH: Sendo o TH um fármaco altamente lipofílico, o seu coeficiente de partição foi quase idêntico em todos os solventes, tendo o coeficiente de partição máximo sido observado no solvente orgânico etanol (2,80 ± 0,17). O valor do coeficiente de partição em diferentes veículos dadores seguiu a seguinte ordem: etol > PG:etol (3:7) > PG:etol (7:3) > PG.

b) GPZS: o coeficiente de partição da GPZ em diferentes veículos dadores seguiu a seguinte ordem: etilo > PG:etilo (3:7) > PG:etilo (7:3) > PG. No entanto, estes valores não foram estatisticamente diferentes.

c) IND: no caso do IND, o coeficiente de partição seguiu a tendência: Etol > PG:Etol (3:7) > PG:Etol (7:3) > PG.

d) OND: o rácio de distribuição de OND seguiu a seguinte ordem: Etol >

PG:Etol (3:7) > PG:Etol (7:3) > PG.

4.4 *Estudos de permeabilidade in vitro*

Foram efectuados *estudos de permeabilidade in vitro* de TH, GPZ, IND e OND em diferentes membranas: pele de rato, membrana de diálise e membrana de casca de ovo. Os estudos de permeabilidade foram realizados com diferentes veículos dadores utilizando uma célula de difusão de Franz. Os veículos dadores eram os mesmos em que foram realizados os estudos de solubilidade. A permeação através de cada veículo dador foi repetida três vezes.

(a) TH: O perfil de penetração da TH através da pele de ratos com PG, etol, PG:etol (3:7) e PG:etol (7:3) é mostrado na Figura 4.15. A ordem de passagem do TH foi a seguinte: PG (14,96 ± 3,11 lig/cm2 h) > PG:Etol; 7:3 (11,681 ± 1,62 gsm'lil > PG:Etol; 3:7 (11,22 ± 1.²03 µg/cm2 h) > etol (6,297 ± 0,53 ^g/cm /h), enquanto a solubilidade do TH foi na ordem etol > PG:etol (3:7) > PG:etol (7:3) > PG. Assim, os dados obtidos indicam claramente que a solubilidade não é um parâmetro-chave que desempenha um papel na penetração do fármaco através da pele do rato. Verificou-se que a solubilidade da TH é inversamente dependente do coeficiente de distribuição, bem como do fluxo relativo ao fármaco dador.

²O fluxo de TH após a penetração através da membrana da casca do ovo foi seguido na mesma ordem, mostrando o perfil de libertação como PG (223 ± 21,57 ^g/cm /h) > PG:Etol; 7:3 (200,7 ± 25,28 gcni h) > PG:Etol; 3:7 (183,5 ± 12,95 mcni hl > Etol (133,8 ± 20,65 mg cm2 h) (Figura 4.16).

²²O perfil de permeação do TH através da membrana de diálise seguiu a ordem de fluxo: PG (37,58 ± 6,69 mg cm2 h) > PG:Etol; 7:3 (35,97 ± 5,33 im cm h) > PG:Etol; 3:7 (27,05 ± 1,78 lig/cm /h) > Etol (19,01 ± 0,33 lig/cm /h) (Figura 4.17).

Figura 4.15: Perfil de penetração da TH através da pele do rato com diferentes solventes

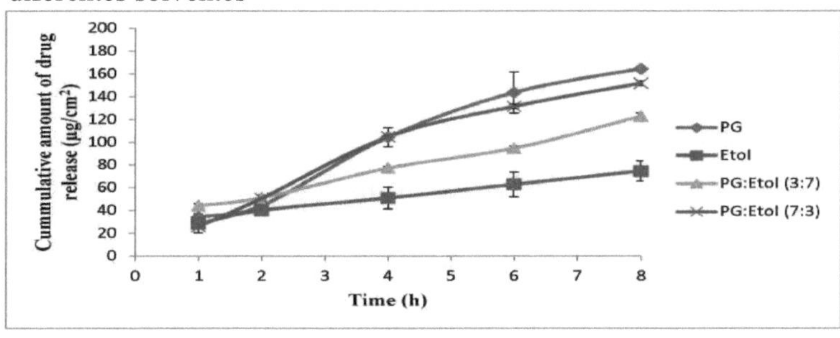

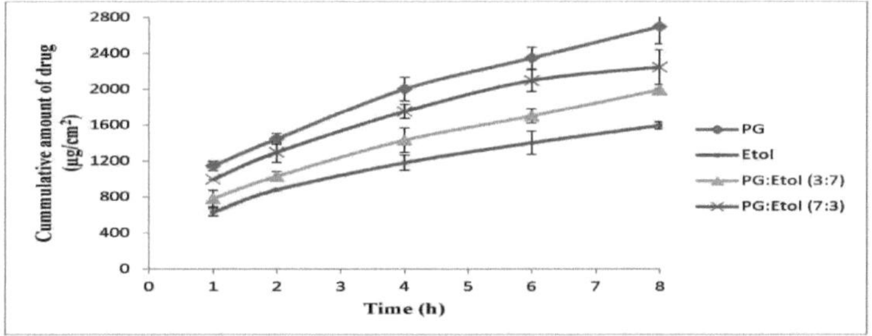

Figura 4.16: Perfil de permeação de TH através da membrana de casca de ovo para diferentes solventes

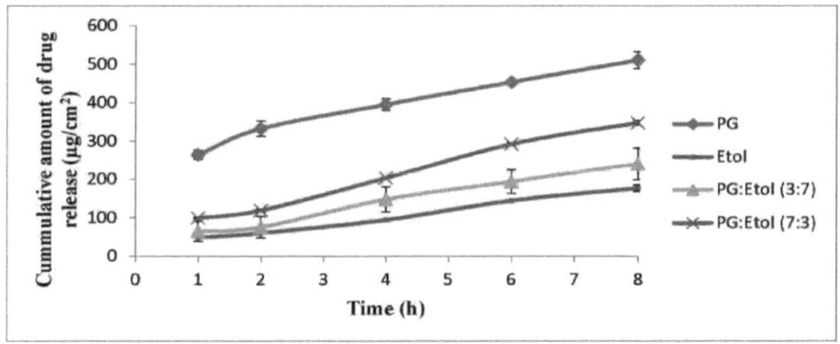

Figura 4.17: Perfil de permeação da TH através da membrana de diálise por diferentes solventes

b) GPZ: O perfil de penetração da GPZ através da pele de rato com PG, Etol, PG:Etol (3:7) e PG:Etol (7:3) é apresentado na Figura 4.19. Os resultados mostram que a combinação binária de PG:Etol (7:3) e PG é a mais eficaz na penetração na pele do rato. A ordem de penetração dos PGCs foi a seguinte: 2222PG (829,8 ± 37,5 ^g/cm /h) > PG:Etol; 7:3 (571,1 ± 26,6 ^g/cm /h) > PG:Etol; 3:7 (540,1 ± 25,5 ^g/cm /h) > Etol (582,6 ± 28,5 ^g/cm /h) (Fig. 4.18), enquanto a solubilidade do GPZ foi na ordem Etol > PG:Etol (3:7) > PG:Etol (7:3) > PG. É de notar que o fluxo de GPZ através da pele de ratos é muito maior do que o de TG. Isto pode dever-se ao facto de a solubilidade da GPZ ser menor, por exemplo, a solubilidade no PG foi menor do que na TH, o que significa que o ingrediente ativo não é retido pelo sistema solvente e, por conseguinte, observa-se um fluxo mais elevado. Devido à baixa solubilidade no meio dador (PG), o fármaco é distribuído a uma taxa mais elevada no meio recetor, o que resulta num aumento da taxa de permeação e, por conseguinte, do coeficiente de permeação.

Foi observada uma tendência semelhante quando as membranas de casca de ovo foram utilizadas para *estudos de permeabilidade in vitro*, que mostraram um perfil de libertação de : ^{2222}PG (1219 ± 55. 5 ^g/cm /h) > PG:Etol; 7:3 (1151 ± 73,7 ^g/cm /h) > PG:Etol; 3:7 (1034 ± 89,5 ^g/cm /h) > Etol (966,7 ± 69,5 ^g/cm /h) (Figura 4.19).

Os resultados da permeabilidade do GMP através da membrana de diálise seguiram a seguinte ordem:^{2222} PG (722 ± 29,25 ^g/cm /h) > PG:etol; 7:3 (543,9 ± 39,7 ^g/cm /h) > PG:etol; 3:7 (534 ± 48,6 ^g/cm /h) > etol (246,7 ± 27,8 ^g/cm /h) (figura 4.20).

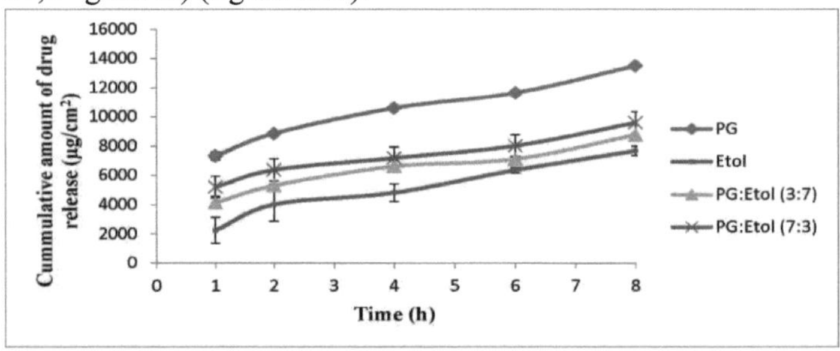

Figura 4.18: Perfil de penetração da GPZ através da pele de rato utilizando diferentes solventes

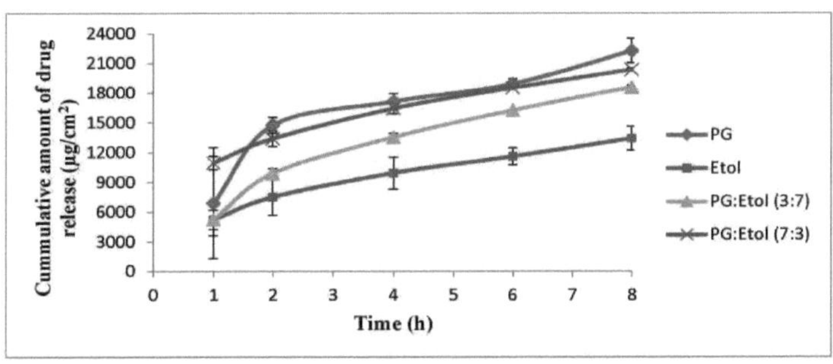

Figure 4.19: Perfil de permeabilidade da HA através da membrana da casca de ovo utilizando diferentes solventes

As drogas foram

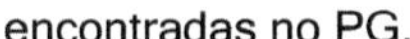

encontradas no PG.

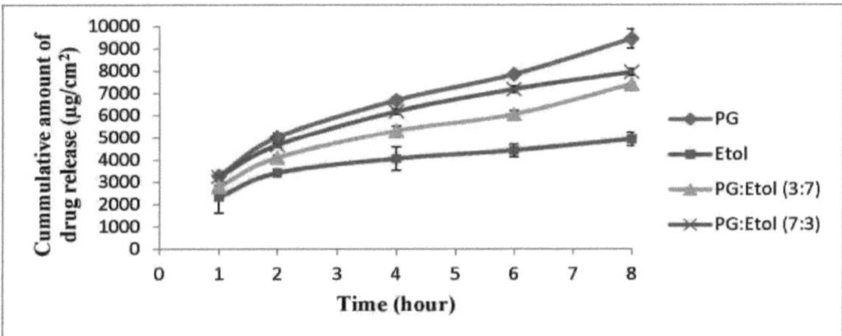

Figure 4.20: Perfil de permeação do GPZ através da membrana de diálise utilizando diferentes solventes

Figure 5: [2222] **(c)** O fluxo IND**:** IND da pele de rato excisada corresponde à sequência PG (271,3 ± 13,75 ^g/cm /h) > PG:etol; 7:3 (213,7 ± 16,65 ^g/cm /h) > PG:etol; 3:7 (205,6 ± 14,4 ^g/cm /h) > etol (180,2 ± 13,3 ^g/cm /h) (Figura 4.21). A combinação de PG e etanol também favoreceu a permeabilidade, mas observou-se que a permeabilidade máxima do

Os resultados obtidos na membrana da casca de ovo mostraram uma maior permeabilidade do PG em comparação com o etol, e a combinação de PG:etol (7:3) mostrou uma maior permeabilidade do que PG:etol (3:7) (Figura 4.22). A permeabilidade do IND através da membrana da casca do ovo é a seguinte: [222]PG (669,9 ± 32,45 ^g/cm /h) > PG:Etol; 7:3 (604,7 ± 30,95 ^g/cm /h) > PG:Etol; 3:7 (375,1 ± 18,6 ^g/cm /h) > Etol (301,1 ± 22,10 ^g/cm /h) >

PG:Etol.
μg/cm²/h).

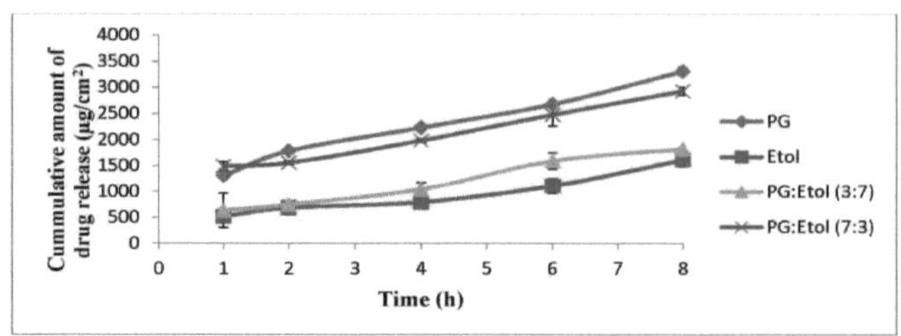

Figura 4.21: Perfil de penetração do IND através da pele do rato por diferentes solventes

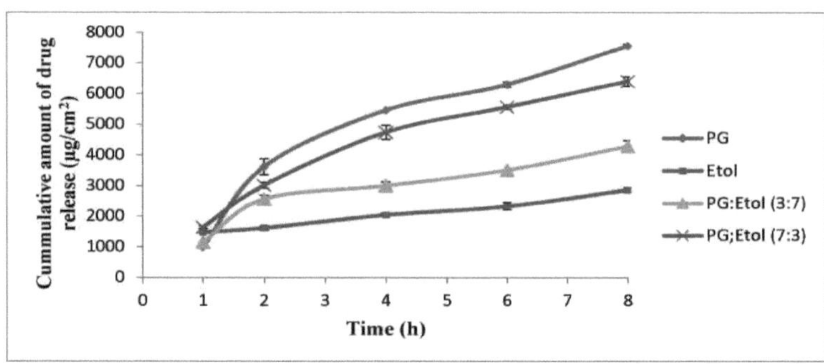

Figura 4.22: Perfil de penetração do IND através da membrana da casca de ovo

different solvents

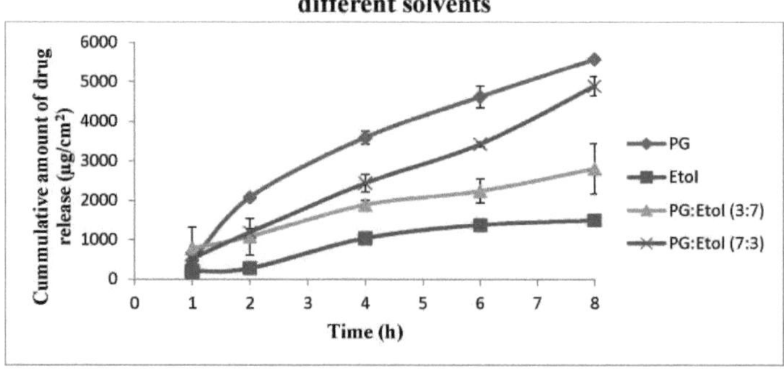

Figura 4.23: Perfil de permeação de IND através da membrana de diálise para diferentes solventes

A permeabilidade obtida através da membrana de diálise seguiu a mesma tendência que a permeabilidade do IND através das outras duas membranas, pele de rato e casca de ovo: [2222]PG (635,2 ± 22,55 ^g/cm /h) > PG:Etol; 7:3 (584,5 ±

20,39 ^g/cm /h)> PG:Etol;3:7 (284 ± 12,05 ^g/cm /h) > Etol (275,1 ± 10,15 ^g/cm /h) (figura 4.23).

d) OND: a penetração da OND através da pele excisada do rato é a seguinte ^{2222}Etol (159,5 ± 15,14 ^g/cm /h) > PG:Etol; 3:7 (144,5 ± 7,45 ^g/cm /h) > PG:Etol; 7:3 (139,7 ± 12,41 ^g/cm /h) > PG (71,38 ± 7,25 ^g/cm /h) (figura 4.24).

A permeação de OND através da membrana da casca do ovo ocorreu na seguinte ordem

^{222}Penetração através da pele do rato: Etol (421,4 ± 22,12 ^g/cm /h) > PG:Etol; 3:7 (253,3 ± 5,27 ^g/cm /h) > PG:Etol; 7:3 (183,5 ± 15,74 ^g/cm /h) > PG (104,5 ± 15,27 ^g/cm /h).

^{2}^g/cm /h) (figura 4.25).

Figura 4.24: Perfil de penetração da OND através da pele do rato utilizando diferentes solventes

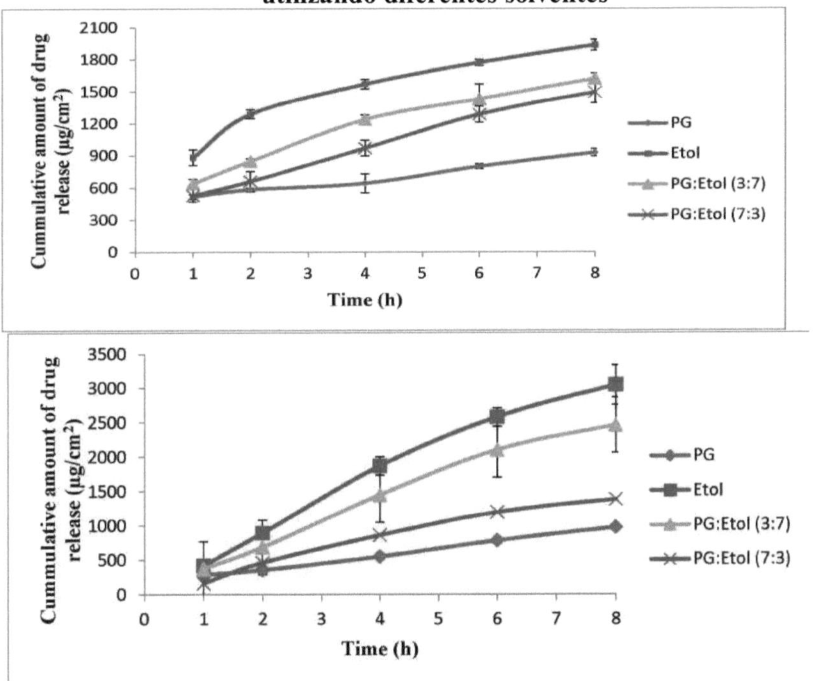

Figura 4.25: Perfil de permeabilidade da OND através de membranas de casca de ovo em diferentes solventes

[2222]A membrana de diálise foi utilizada na seguinte ordem: Etol (154,2 ± 10,74 ^g/cm /h) > PG:Etol; 3:7 (150,5 ± 10,45 ^g/cm /h) > PG:Etol; 7:3 (121,4 ± 16,75 ^g/cm /h) > PG (82,19 ± 11,12 ^g/cm /h) (figura 4.26).

Figura 4.26: Perfil de permeação da OND através da membrana de diálise na vários solventes

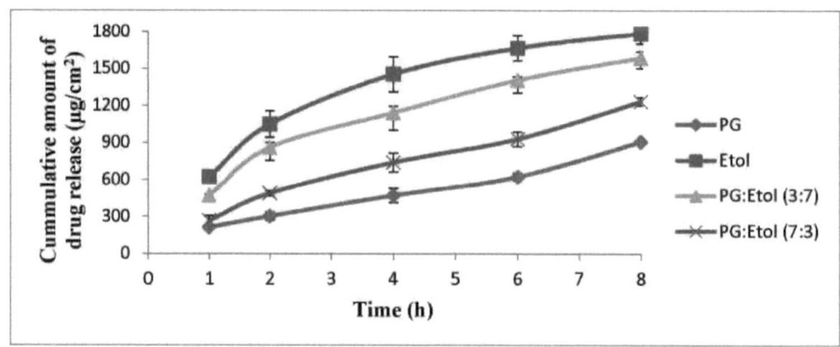

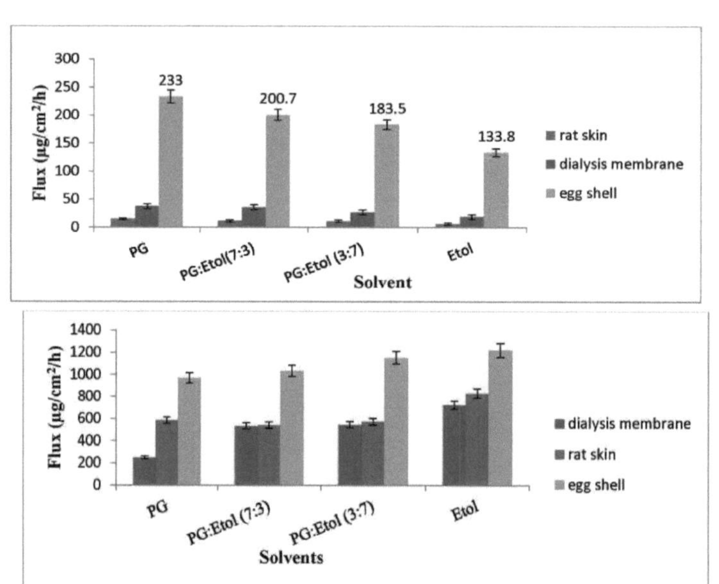

Comparação do fluxo de TH em diferentes solventes através de diferentes membranas

Comparação do fluxo de GPZ em diferentes solventes através de diferentes membranas

Figure 4.27: Comparação do fluxo de IND em diferentes solventes através de diferentes membranas

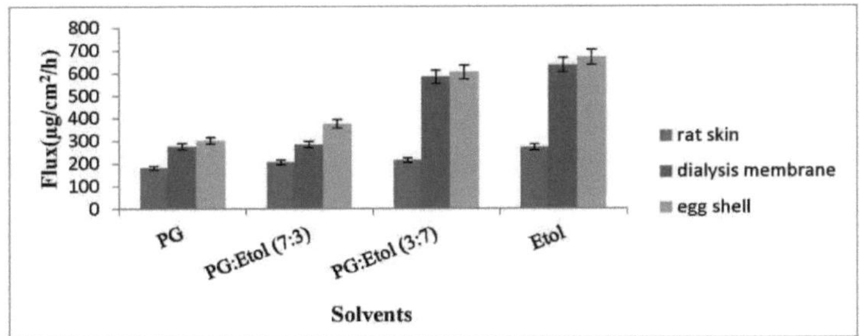

Figure 4.28: Comparação do fluxo de OND em diferentes solventes através de diferentes membranas.

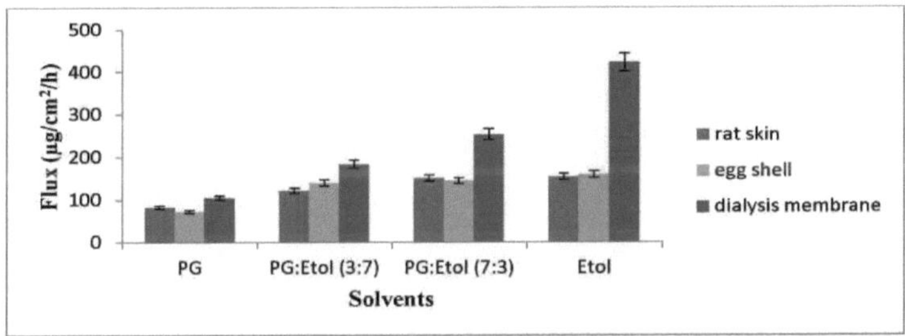

A permeação dos quatro fármacos a partir de soluções através de diferentes membranas (pele de rato, membrana de casca de ovo e membrana de diálise) é apresentada nas Figuras 4.27, 4.28, 4.29 e 4.30. A Tabela 4.18 apresenta os resultados da análise de variância para as diferentes substâncias activas através das diferentes membranas. A ANOVA mostra que a taxa de permeação da TH a partir das soluções foi estatisticamente semelhante para PG:etol 3:7 e PG:etol 7:3. No entanto, no caso do PG, o fluxo foi significativamente mais elevado em todos os casos do que para os outros veículos dadores.

No caso da membrana de casca de ovo e da membrana de diálise, os valores de fluxo foram significativamente diferentes para todos os veículos. No caso do GPZ, a taxa de fluxo de Etol e o fluxo através de PG:Etol (3:7) foram significativamente semelhantes para as membranas de casca de ovo e de diálise.

e a membrana de diálise. No caso do IND, o fluxo através do PG e do PG:Etol (7:3) foi significativamente semelhante em todas as membranas; além disso, o fluxo do IND através do PG:Etol; 3:7 e do PG:Etol; 7:3 foi significativamente semelhante na membrana da casca de ovo e na membrana de diálise.

No caso da OND, o fluxo através do PG e PG:Etanol; 7:3 e através do PG:Etanol; 3:7 e PG:Etanol; 7:3 através da pele de rato foi significativamente semelhante; no entanto, no caso da membrana da casca de ovo, o fluxo através do PG:Etanol; 3:7 e PG:Etanol; 7:3 foi significativamente semelhante ($p = 0,05$).

Na análise dos dados, foram também calculados os coeficientes de permeabilidade e de difusão constantes da Tabela 4.19, utilizando as fórmulas apresentadas na secção anterior. Os valores dos coeficientes de permeabilidade para todos os fármacos seguiram a mesma tendência que o fluxo dos fármacos considerados. No caso da TH, do GPZ e do IND, o coeficiente de permeabilidade foi mais elevado para o PG, mas diminuiu com a adição de etanol e foi, portanto, mínimo quando se utilizou apenas etanol como dador. No entanto, no caso do OND, o cenário foi invertido. O fluxo na OND foi mais elevado quando o fármaco dissolvido em etanol foi utilizado como solução dadora. Do mesmo modo, o coeficiente de partição foi mais elevado em etanol e mais baixo em PG. Após o cálculo do coeficiente de permeabilidade, o coeficiente de difusão foi calculado para determinar a capacidade de difusão do fármaco através de diferentes membranas. O coeficiente de difusão foi determinado utilizando a fórmula apresentada no parágrafo anterior. Sabe-se que a espessura das membranas utilizadas nos estudos de permeabilidade desempenha um papel importante na separação e, por conseguinte, na difusão do fármaco. Uma espessura menor significa uma separação mais forte e, por conseguinte, um caudal mais elevado. Como já dissemos, o coeficiente de permeabilidade é diretamente proporcional ao fluxo e o coeficiente de difusão é diretamente proporcional ao coeficiente de permeabilidade, o coeficiente de difusão é também diretamente proporcional à espessura da membrana utilizada. Quanto mais fina for a membrana, maior será a difusão e mais elevado será o coeficiente de difusão. A espessura da membrana de diálise é muito pequena (0,05 mm), comparada com a espessura da pele do rato (0,51 mm) e da membrana da casca do ovo (0,327 mm). Por conseguinte, a difusão deve ocorrer pela seguinte ordem: Membrana de diálise > Membrana de casca de ovo > Pele de ratazana, o que não é o caso quando se analisam os dados de fluxo através das três membranas apresentados no Quadro 4.[-6] Verificou-se que o fluxo era mais elevado na membrana da casca de ovo, o que pode ser explicado pelo facto de a membrana da casca de ovo ter um tamanho de poro maior (356,6 iim) do que a membrana de diálise (2,4 * 10 mm). Consequentemente, a difusão através da membrana de casca de ovo foi maximizada.

Quadro 4.18: Resultados da ANOVA

Membrana	PG v. Etol.	PG vs. PG:Etol (3:7)	PG vs. PG:Etol (7:3)	Etol vs. PG:Etol (3:7)	Etol vs. PG:Etol (7:3)	PG:Etol (3:7) v PG:Etol (7:3)
			TH			
A pele de um rato	importante	Não importante	Não importante	Não importante	importante	Não importante
Membrana da casca do ovo	importante	importante	importante	importante	importante	importante
Membrana de diálise	importante	importante	importante	importante	importante	importante
			GPZ			
A pele de um rato	importante	importante	importante	importante	importante	importante
Membrana da casca do ovo	importante	importante	importante	Não importante	importante	importante
Membrana de diálise	importante	importante	importante	Não importante	importante	Não importante
			IND			

A pele de um rato	importante	importante	Não importante	Não importante	importante	importante

Membrana da casca do ovo	importante	importante	
Membrana de diálise	importante	importante	
			ou
A pele de um rato	importante	importante	
Membrana da casca do ovo	importante	importante	
Membrana de diálise	importante	importante	

Mais pequeno	Mais pequeno	importante	Mais pequeno
Mais pequeno	Mais pequeno	importante	Mais pequeno
4D			
Mais pequeno	Mais pequeno	importante	Mais pequeno
importante	importante	importante	Mais pequeno
importante	importante	importante	importante

Tabela 4.19: Permeabilidade calculada e coeficientes de difusão de diferentes fármacos através de diferentes solventes

Membranas	[2]Caudal (g/cm /h)				Coeficiente de permeabilidade (P) (cm/s)				[2]Coeficiente de difusão (D) (cm /s)			
	PG	Etol	PG:Etol (3:7)	PG:Etol (7:3)	PG	Etol	PG:Etol (3:7)	PG:Etol (7:3)	PG	Etol	PG : Etol (3:7)	PG:Etol (7:3)
TH												
A pele de um rato	14.96 ± 3.11	6.29 ± 0.53	11.22 ± 1.03	11.68 ±1.62	0.74 ± 0.05	0.32 ± 0.02	0.56 ± 0.05	0.58 ± 0.04	0.20 ± 0.01	0.05 ± 0.01	0.14 ± 0.01	0.19 ± 0.01
Membrana da casca do ovo	223.00 ± 21.57	133.80 ± 20.65	183.51 ± 12.95	200.70 ± 25.28	11.15 ± 1.05	6.69 ± 0.48	9.17 ± 2.05	10.03 ± 1.54	1.98 ± 0.02	0.78 ± 0.02	1.47 ± 0.02	2.20 ± 0.41
Membrana de diálise	37.58 ± 6.69	19.01 ± 0.33	27.05 ± 1.78	35.97 ± 5.33	1.87 ± 0.15	0.95 ± 0.09	1.35 ± 0.18	1.79 ± 0.17	0.05 ± 0.00	0.01 ± 0.00	0.03 ± 0.00	0.06 ± 0.00
GPZ												

A pele de um rato	829.80	582.60	571.71 ±	540.15 ±	41.49	29.13 ±	28.58 ±	27.00 ±	7.69 ±	3.88 ±	4.48	4.61 ±
	± 37.50	± 28.50	25.51	26.60	± 3.85	3.45	2.57	3.56	1.45	0.75	± 0.91	0.82
Membrana da casca do ovo	1219.1 ± 95.50	966.70 ± 69.50	1151.00 ± 89.51	1034 ± 73.71	60.95 ± 4.75	48.33 ± 3.67	57.55 ± 5.45	51.70 ± 4.72	7.24 ± 1.16	4.13 ± 0.84	5.79 ± 1.01	5.65 ± 1.05
Membrana de diálise	722.15 ± 29.25	246.70 ± 27.80	543.90 ± 48.60	534.00 ± 39.70	36.10 ± 3.45	12.33 ± 1.03	27.19 ± 2.56	26.70 ± 1.47	0.65 ± 0.01	0.16 ± 0.01	0.41 ± 0.01	0.44 ± 0.01
IND												
A pele de um rato	271.30 ± 13.75	180.20 ± 13.30	205.60 ± 14.4	213.70 ± 16.65	13.56 ± 1.47	9.01 ± 1.45	10.28 ± 0.78	1.96 ± 0.13	1.93 ± 0.45	10.68 ± 1.54	1.623 ± 0.24	1.51 ± 0.15
Membrana da casca do ovo	669.90 ± 32.45	301.10 ±22.11	375.10 ± 18.60	604.70 ± 30.95	33.49 ± 6.45	18.75 ± 2.74	14.20 ± 1.45	30.23 ± 3.54	3.60 ± 0.67	27.42 ± 3.45	4.94 ± 1.04	7.97 ± 1.45
Membrana de diálise	635.20 ± 22.55	275.10 ± 10.15	284.00 ± 12.05	584.50 ± 20.39	31.76 ± 4.84	12.25 ± 1.78	14.20 ± 2.45	29.22 ± 2.46	0.44 ± 0.02	30.23 ± 3.89	0.449 ± 0.02	0.91 ± 0.03

OND

A pele de um rato	71.38 ± 7.25	159.50 ± 15.14	139.75 ± 7.45	144.55 ± 12.41	5.22 ± 0.26	21.07 ± 2.54	9.17 ± 1.78	12.66 ± 2.45	0.52 ± 0.02	1.12 ± 0.09	0.49 ± 0.03	0.74 ± 0.02
Membrana da casca do ovo	104.50 ± 15.27	421.40 ± 22.12	183.51 ± 5.27	253.30 ± 15.74	3.56 ± 0.54	7.97 ± 0.89	6.98 ± 0.98	7.23 ± 1.45	0.22 ± 0.03	0.27 ± 0.02	0.24 ± 0.04	0.27 ± 0.03

Membrana de diálise	82.19 ± 11.12	154.20 ± 10.74	121.40 ± 10.45	150.50 ± 16.75	4.10 ± 0.34	7.71 ± 0.75	6.07 ± 0.75	7.52 ± 0.74	0.04 ± 0.00	0.04 ± 0.00	0.03 ± 0.00	0.04 ± 0.00

No entanto, no caso dos diferentes sistemas de solventes, o coeficiente de difusão dos fármacos seguiu a mesma tendência que o coeficiente de fluxo e permeabilidade de todos os fármacos. Assim, o coeficiente de difusão de TH, GPZ e IND foi mais elevado em PG e etanol. Em contrapartida, o coeficiente de difusão da OND foi mais elevado no etanol e mais baixo no PG.

4.5 Análise de dados

a) Análise de difusão: os perfis de permeabilidade (figuras 4.18, 4.22, 4.26 e 4.30) mostram que a permeabilidade de todos os fármacos através da membrana de casca de ovo é superior à permeabilidade através de todas as outras membranas, indicando que a membrana de casca de ovo não pode ser a membrana de eleição para *estudos de permeação in vitro* e que é preferível a pele de rato ou a membrana de diálise.

Os resultados do cálculo de n e k como parâmetros da equação de Peppa e seus modos de difusão são apresentados nas Tabelas 4.20, 4.21, 4.22 e 4.23.

As semelhanças e diferenças podem estar relacionadas com a solubilidade das diferentes moléculas de fármaco nos diferentes transportadores, bem como com os seus diferentes coeficientes de distribuição. No entanto, deve notar-se que, nos casos dos picos TH e GPZ, as três membranas se comportam de forma semelhante (com algumas excepções), ao passo que, nos casos IND e OND, o mecanismo de permeação por diálise é diferente do das membranas da pele de rato e da casca de ovo. Este facto pode dever-se a diferenças nos pesos moleculares destes quatro fármacos.

Quadro 4.20: Parâmetros estimados da equação de Peppas para TH

Membrana	Expositor (n)	Cinética Constante (k)	Regressão (r)	Mecanismo de difusão
PG				
A pele de um rato	0.049	0.030	0.959	Fickiano
Membrana da casca do ovo	0.416	0.747	0.996	Fickiano
Membrana de diálise	0.306	0.121	0.995	Fickiano
Etol				
A pele de um rato	0.082	0.018	0.966	Fickiano
Membrana da casca do ovo	0.364	0.667	0.976	Fickiano
Membrana de diálise	0.491	0.647	0.961	Fickiano
PG:Etol (3:7)				
A pele de um rato	0.044	0.015	0.993	Fickiano
Membrana de casca de ovo	0.450	0.583	0.998	Fickiano
Membrana de diálise	0.635	0.352	0.965	Fickiano
PG:Etol (7:3)				
A pele de um rato	0.087	0.013	0.985	Fickiano
Membrana de casca de ovo	0.404	0.694	0.996	Fickiano
Membrana de diálise	0.670	0.541	0.961	Fickiano

Quadro 4.21: Parâmetros estimados da equação de Peppas para BPPs

Membrana	Expositor (n)	Cinética Constante (k)	Regressão (r)	Mecanismo de difusão
PG				
A pele de um rato	0.028	0.256	0.989	Fickiano
Membrana da casca do ovo	0.508	1.609	0.887	Não fictício
Membrana de diálise	0.489	1.227	0.992	Fickiano
Etol				

A pele de um rato	0.055	0.256	0.970	Fickiano
Membrana de casca de ovo	0.440	1.427	0.996	Fickiano
Membrana de diálise	0.340	0.091	0.963	Fickiano
		PG:Etol (3:7)		
A pele de um rato	0.033	0.231	0.980	Fickiano
Membrana de casca de ovo	0.586	1.460	0.969	Não fictício
Membrana de diálise	0.443	1.157	0.989	Fickiano
		PG:Etol (7:3)		
A pele de um rato	0.026	0.241	0.962	Fickiano
Membrana da casca do ovo	0.297	1.736	0.999	Fickiano
Membrana de diálise	0.428	1.222	0.993	Fickiano

Quadro 4.22: Parâmetros estimados da equação de Peppas para o IND

Membrana	Expositor (n)	Cinética Constante (k)	Regressão (r)	Mecanismo de difusão
		PG		
A pele de um rato	0.042	0.181	0.986	Fickiano
Membrana da casca do ovo	0.310	0.839	0.938	Fickiano
Membrana de diálise	1.090	0.048	0.945	
		Etol		
A pele de um rato	0.049	0.138	0.901	Fickiano
Membrana de casca de ovo	0.389	1.277	0.958	Fickiano
Membrana de diálise	1.129	0.506	0.922	Super mala II Transporte
		PG:Etol (3:7)		
A pele de um rato	0.094	0.126	0.995	Fickiano
Membrana da casca do ovo	0.573	0.826	0.910	Não fictício

Membrana de diálise	1.059	0.431	0.997	Super mala II Transporte
		PG:Etol (7:3)		
A pele de um rato	0.033	0.183	0.910	Fickiano
Membrana de casca de ovo	0.650	0.946	0.979	Não fictício
Membrana de diálise	0.708	0.141	0.993	Não fictício

Quadro 4.23: Parâmetros estimados da equação de Peppas para o OND

Membrana	**Expositor (n)**	**Cinética Constante (k)**	**Regressão (r)**	**Coeficiente de difusão**
		PG		
A pele de um rato	0.066	0.111	0.969	Fickiano
Membrana da casca do ovo	0.267	0.391	0.912	Fickiano
Membrana de diálise	0.675	0.005	0.977	Não fictício
		Etol		
A pele de um rato	0.193	0.064	0.849	Fickiano
Membrana da casca do ovo	0.443	0.502	0.999	Fickiano
Membrana de diálise	0.503	0.529	0.966	Não fictício
		PG:Etol (3:7)		
A pele de um rato	0.053	0.145	0.944	Fickiano
Membrana da casca do ovo	0.456	0.500	0.996	Fickiano
Membrana de diálise	0.565	0.409	0.972	Não fictício
		PG:Etol (7:3)		
A pele de um rato	1.03	0.969	0.970	Super mala II Transporte
Membrana da casca do ovo	0.515	0.394	0.983	Não fictício
Membrana de diálise	0.625	0.575	0.990	Não fictício

b) Correlação entre fluxo e solubilidade: para demonstrar a relação entre fluxo e solubilidade, foram criados diferentes diagramas. A melhor correlação foi observada na comparação entre fluxo e solubilidade, como mostram as Figuras 4.31, 4.32, 4.33 e 4.34. A melhor correlação foi observada na comparação entre fluxo e solubilidade.

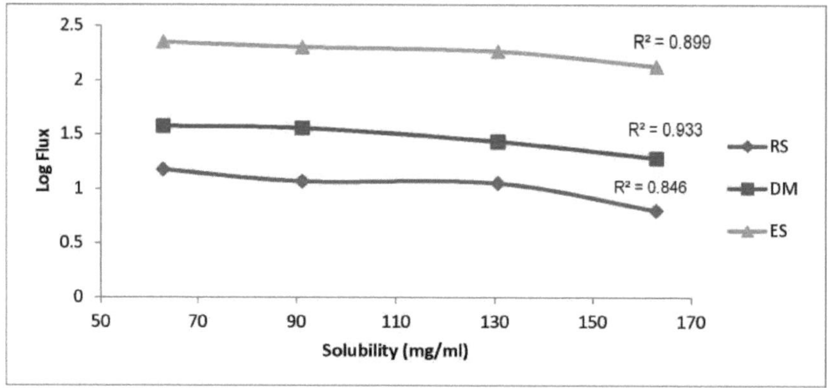

Figura 4.31: Diagrama que mostra a correlação entre a solubilidade e o fluxo logarítmico de TH através da pele de rato, da membrana de diálise e da membrana de casca de ovo.

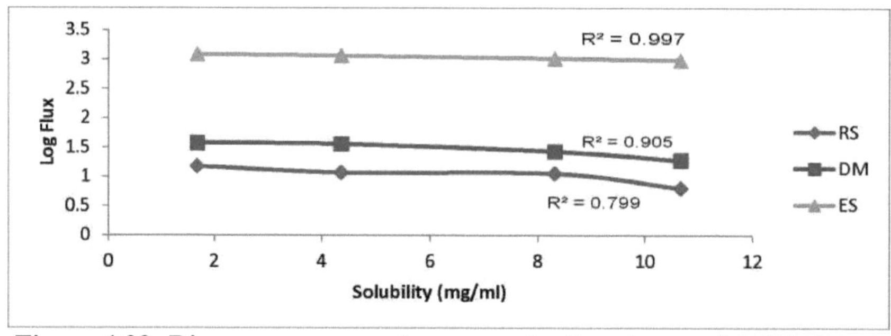

Figura 4.32: Diagrama que mostra a correlação entre a solubilidade e o fluxo logarítmico da GPZ através da pele de rato, da membrana de diálise e da membrana de casca de ovo.

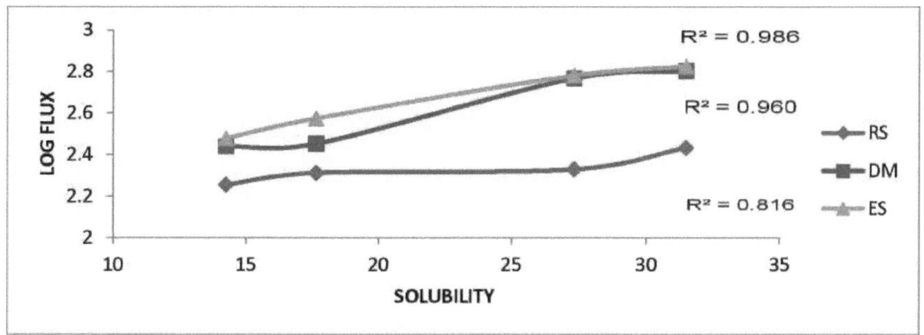

Figura 4.33: Diagrama que mostra a correlação entre a solubilidade e o fluxo logarítmico do IND através da pele de rato, da membrana de diálise e da membrana de casca de ovo.

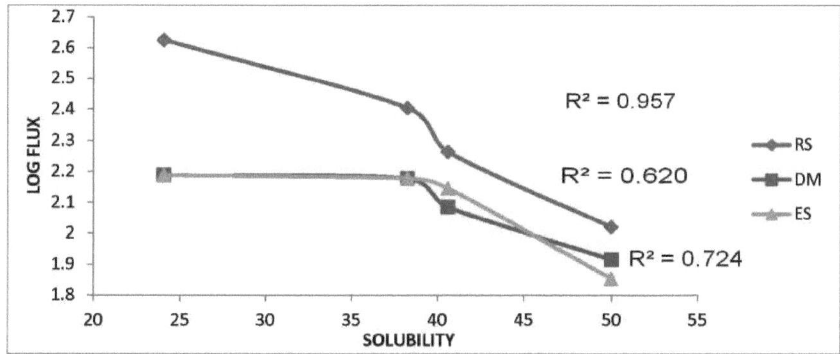

Figura 4.35: Diagrama que mostra a correlação entre a solubilidade e o fluxo logarítmico da OND através da pele de rato, da membrana de diálise e da membrana de casca de ovo.

4.6 Desenvolvimento do modelo QSPR

Regressão linear múltipla (MLR) utilizando descritores físico-químicos: o método MLR é frequentemente utilizado para ajustar os dados experimentais disponíveis, a fim de obter algumas equações que prevejam parâmetros cujos valores sejam próximos ou iguais aos valores experimentais. Em alguns estudos iniciais, foi estabelecida uma correlação linear entre a permeabilidade cutânea e a lipofilicidade do solvente. Para relacionar a permeabilidade cutânea com o coeficiente de partição octanol-água e o peso molecular das moléculas, foi proposta uma série de modelos empíricos (Abraham et al., 1997; Moss et al., 2002). Wilschut e colegas utilizaram 123 pontos de dados para 99 produtos químicos para avaliar estes modelos (Wilschut et al., 1995). Potts e Guy propuseram um modelo que demonstrou ter uma boa correlação com a permeabilidade cutânea, o coeficiente de partição octanol/água e o peso molecular das moléculas dos fármacos (Potts e Guy, 1992).

Foram feitas várias tentativas para relacionar a permeabilidade cutânea com parâmetros mais fundamentais da estrutura molecular - a energia livre do transporte de solutos em lípidos, em vez da lipofilicidade (Tojo et al., 1987; Abraham et al., 1997; Potts e Guy, 1995). Abraham et al. tentaram relacionar a permeabilidade cutânea com descritores lineares de energia livre, analisando a permeabilidade cutânea de 47 compostos (Abraham et al., 1999).

Recolhemos dados sobre 27 medicamentos e as suas diversas propriedades físico-químicas. Todos os fármacos pertenciam à classe 2 da BCS (fármacos pouco solúveis e altamente permeáveis). Os dados obtidos foram ajustados com equações de regressão linear múltipla para correlacionar o coeficiente de partição octanol-água com o fluxo, a solubilidade e a ionização dos fármacos, utilizando cálculos manuais e o SIGMASTAT 3.5. As equações resultantes são as seguintes:

^{2}(48) em

que N (número de pontos de dados) = 27, r = 0,868, erro padrão da estimativa = 0,903

^{2}(49) em

que, N = 27, r = 0,849, erro padrão de estimativa = 1,076

(50)

^{2}em que, N = 27, r = 0,729, erro padrão de estimativa = 1,235

Tabela 4.24: Previsão da permeabilidade de fármacos experimentais por várias equações de regressão linear múltipla derivadas de dados bibliográficos

Previsão de Kow			
TH	GPZ	IND	OND
1.59	2.8	3.14	10.27
3.09	2.38	3.21	3.30
2.76	1.96	3.42	3.85

Resumo e conclusão

O objetivo deste estudo foi comparar a capacidade de permeação de fármacos lipofílicos através de diferentes membranas naturais e sintéticas.

Quatro medicamentos - terbinafina (TH), glipizida (GPZ), indometacina (IND) e ondansetrona (OND) - foram selecionados com base na sua classe BCS. Todos os medicamentos pertencem à classe 2 da BCS, o que significa que são pouco solúveis mas bem permeáveis.

A solubilidade dos fármacos foi testada em diferentes solventes. Os solventes selecionados nos quais todos os fármacos apresentaram boa solubilidade foram o PG (propilenoglicol), o etanol e uma relação PG:etanol de 3:7 e 7:3. No caso da TH, GPZ e IND, a solubilidade foi mais elevada em PG e diminuiu à medida que a quantidade de etanol aumentou, pelo que a solubilidade em etanol foi mais baixa. No entanto, no caso da OND, a solubilidade foi mais elevada em etanol e mais baixa em PG.

O coeficiente de partição de todos os fármacos foi calculado por agitação do frasco, o que também permitiu calcular os coeficientes de difusão de todos os fármacos.

Foram efectuados estudos de permeabilidade para todos os fármacos em diferentes solventes na célula de difusão de Franz. Em todos os casos, a tendência foi oposta à da solubilidade. Os fármacos (TH, GPZ e IND) que apresentaram uma solubilidade máxima em etanol apresentaram um fluxo mínimo no mesmo sistema de solventes e vice-versa, indicando que o fluxo é inversamente proporcional à solubilidade do fármaco. Isto pode dever-se ao facto de os fármacos mais solúveis no sistema solvente permanecerem no compartimento dador e apresentarem uma permeação mais fraca. No entanto, os fármacos menos solúveis foram retidos ou depositados, resultando num aumento da permeabilidade.

Foram criados modelos QSPR utilizando MLR, a partir dos quais foram calculados teoricamente os coeficientes de partição para o octanol e a água. Estes coeficientes de partição eram claramente semelhantes aos determinados experimentalmente, como mostram as Figuras 5.1, 5.2, 5.3 e 5.4.

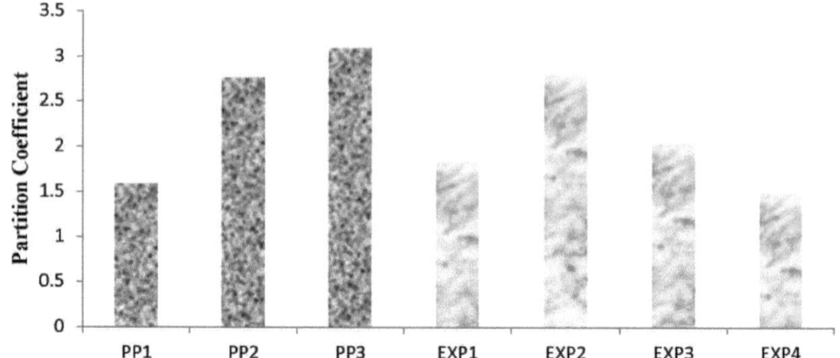

Figura 5.1: Histograma que mostra a comparação entre o coeficiente de partição previsto e o coeficiente de partição experimental TH

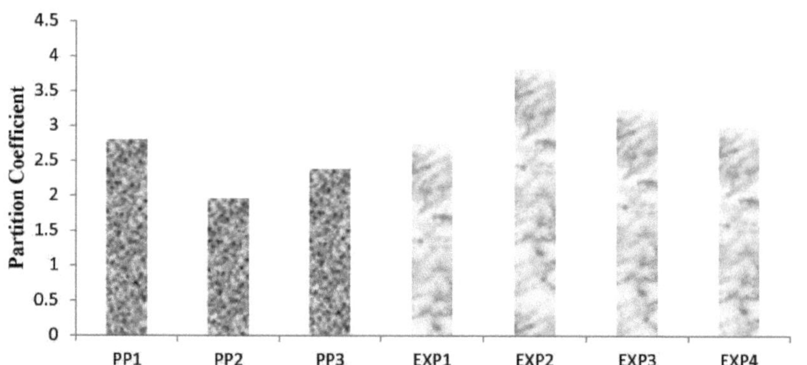

Figura 5.2: Histograma que mostra a comparação entre o coeficiente de distribuição previsto e o coeficiente de distribuição experimental do GPZ

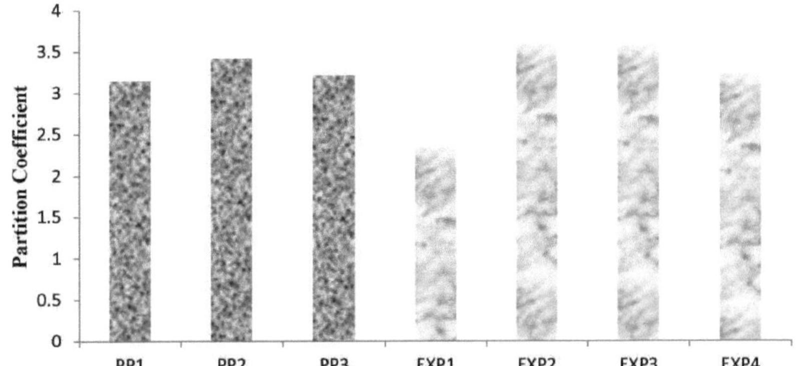

Figura 5.3: Histograma que mostra a comparação entre o coeficiente de distribuição previsto e o coeficiente de distribuição IND experimental

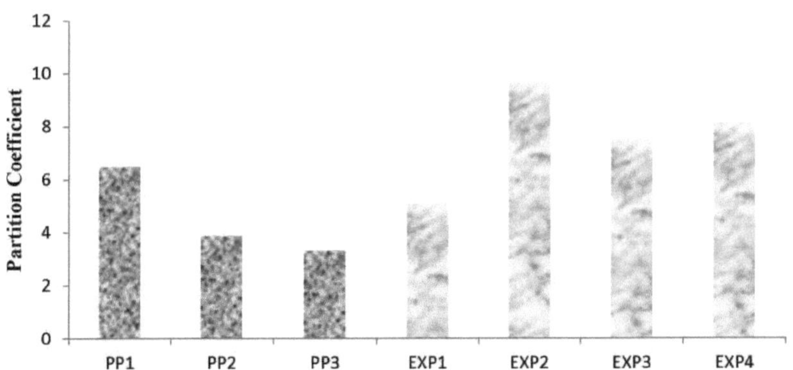

Figura 5.4: Histograma que compara o coeficiente de partição previsto e o coeficiente de partição experimental OND (PP - coeficientes de partição previstos, EXP - coeficientes de partição encontrados experimentalmente)

Referências

Abraham MH, Chandha HS, Martins F, Mitchell RC, Michael W, Gratton J, 1999. Ligações de hidrogénio - Parte 4: Uma visão geral da correlação e previsão das propriedades de transporte pelo método LFER: propriedades físico-químicas, penetração cerebral e permeabilidade cutânea. Pestic Sci 55, 7888.

Abraham MH, Martins F, Mitchell RC, 1997. Algoritmos para determinar a permeabilidade cutânea utilizando descritores de ligações de hidrogénio: o problema dos esteróides. J Pharm Pharmacol 49, 858-865.

Einbinder D, Touitou E, 2005: Testosterone ethosomes for improved transdermal administration, Drug Deliv. 12, 297-303.

Ali AM, Ali AS, 2010. Estudo sobre o fabrico e avaliação de comprimidos de glipizida contendo dispersões sólidas com libertação melhorada e prolongada. *Int. JPharm. Sci. Nanotech 2*, 714-725.

Bouwman, T., Cronin, M., Bessems, J., van de Sandt, J., 2008. Melhorar a aplicabilidade da (Q)SAR para a penetração percutânea na avaliação do risco regulamentar. Hum. Exp. Toxicol. 27, 269-276.

Bouwstra JA, Ponec M, 2006. The skin barrier in the healthy and diseased state, Biochim. Biophys. Ata 1758, 2080-2095.

Capt A, Luzy AP, Esdaile D, Blanck O, 2007. Comparação da pele humana enxertada in vivo e in vitro em modelos de ratos nus para prever a penetração percutânea de três pesticidas lipofílicos. Regul. Toxicol. Pharmacol. 47 : 274-287.

Freund DR, 1992, Methods for in vitro skin permeability, J. Control. Edição 18, 235-248.

Geinoz S, Guy R, Testa B, Carrupt P, 2004. Relações quantitativas estrutura-permeabilidade (QSPeRs) para a previsão da permeabilidade através da pele: uma avaliação crítica. Pharm. Res. 21, 83-92.

Godin B, Touitou E, 2007. Administração transdérmica através da pele: previsões para humanos a partir de modelos in vivo, ex vivo e animais. Adv. Drug Deliv. Rev. 59, 1152-1161.

Hadgraft J, 2001. O couro, a última fronteira. Int. J. Pharm. 224, 1-18.

Hadgraft, J., Guy, R.H., 2003: Avaliação da viabilidade das medidas actuais e futuras .

Administração transdérmica: modelos matemáticos e estudos in vitro. Em: Hadgraft, R.H.G.a.J. (ed.), Transdermal Drug Delivery. Segunda edição, revista e corrigida. Marcel Dekker, Nova Iorque, pp. 1-23.

Himasankar K, Babu GVMM, Babu PSSC, Prasad KD, Rao LN, Murthy KR, 2002. estudos sobre sistemas sólidos dispersos de glipizida. Indian J. Pharm. Sci. 64, 433-439.

Jakasa I, Kezic S. 2008. Avaliação de modelos animais in vivo e in vitro para a previsão da absorção dérmica em seres humanos. Hum. Exp. Toxicol. 27 : 281 - 288.

Kanitakis J, 2002. Anatomia, histologia e imunohistoquímica da pele humana normal. Eur. J. Dermatol. 12, 390-397.

Korsmeyer, R.W., Gurney, R., Doelker, E., Bury, P., Peppas, N.A., 1983. Mecanismos de libertação de solventes de polímeros hidrofílicos porosos. Int. J. Pharm. 15, 25-35.

Mehta M (2016). Sistema de classificação biofarmacêutica (BCS): desenvolvimento, implementação e crescimento. Wiley.

Mesnukul A, Yodkhum K, Mahadlech J, Phechamud T, 2010. Caracterização da libertação de indometacina de comprimidos de polietilenoglicol fabricados por fundição. Ind J Pharm Sci 72, 92-100.

Montagna W, 1963. significado filogenético da pele humana Arch. Dermatol. 88, 1-19.

Montagna B, 1967. Anatomia e fisiologia comparada da pele. Arch. Dermatol. 96 357-363.

Moss GP, Dearden JC, Patel H, Cronin MTD, 2002. Relações quantitativas estrutura-permeabilidade (QSPR) para a absorção percutânea. Toxicol. In Vitro 16, 299-317.

Netzlaff F, Schäfer UF, Lehr SM, Myers P, Stahl J, Kietzmann M, Niedorf F, 2006. Comparação da pele do úbere bovino com a pele humana e a pele de porco em testes de penetração percutânea. Altern. Lab. Anim. 34, 499513.

Norlen L, 2001. Structure and function of the skin barrier: a single-phase gel model, J. Invest. Dermatol. 117, 830-836.

Pattnaik S, Swain K, Mallick S, Lin Z, 2011. Influência do solvente de fundição na cristalinidade do ondansetron em filmes transdérmicos. *Int. J. Pharm 406,* 106-110.

Potts RH, Guy RH, 1992. Previsão da permeabilidade cutânea. Pharm. Res. 9, 663669.

Potts RO, Guy RH, 1995. Um algoritmo para prever a permeabilidade cutânea: efeitos do tamanho da molécula e da atividade de ligação de hidrogénio. Pharm. Res. 12, 1628-1633.

Schaefer H, Redelmeier TE, 1996. A barreira cutânea - base da absorção percutânea. Basileia, Suíça.

Simon GA, Maibach HI, 1998. A importância do rato sem pelo como modelo experimental de infiltração percutânea em humanos. Skin Pharmacol. Appl. Skin Physiol. 11, 80-86.

Tiemessen H, 1993. Perkutane Absorption - Tierische Hautmodelle im Vergleich zu in vitro Modellen mit menschlicher Haut, in: R. Gurny, A. Teubner (Eds.), Dermal and transdermal drug delivery- new insights and perspectives, Wiss. Verl. Ges., Estugarda, 101-117.

Tojo K, Chiang CC, Chien YW, 1987. Penetração de ingredientes activos através da pele, influência da hidrofilicidade do agente penetrante. J Pharm Sci 76, 123-126.

Touitou E, Fabin B, Dani S, Almog S, 1988. Administração transdérmica de tetrahidrocanabinol. Int. J. Pharm. 43, 9-15.

Trommer H, Neubert RHH, 2006. Atravessar o estrato córneo: modulação da penetração cutânea. Skin Pharmacol. Skin Physiol. 19, 106-121.

Wester RC, Maibach HI, 1989. in vivo methods for measuring percutaneous absorption, in: R.L. Brounaugh, H.I. Maibach (Eds.), Percutaneous absorption: mechanisms-methodology-drug delivery, 2nd edition, 215237.

Wilschut A, ten Berge W, Robinson PJ, Mckone TE, 1995. Avaliação da permeabilidade cutânea - validação de 5 modelos matemáticos de permeabilidade cutânea. Chemosphere 30, 1275-1296.

Sítio Web

http://www.scbt.com/datasheet-200503-indomethacin.html

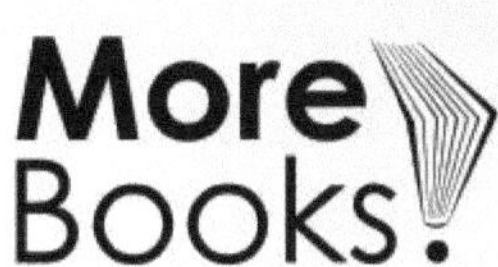

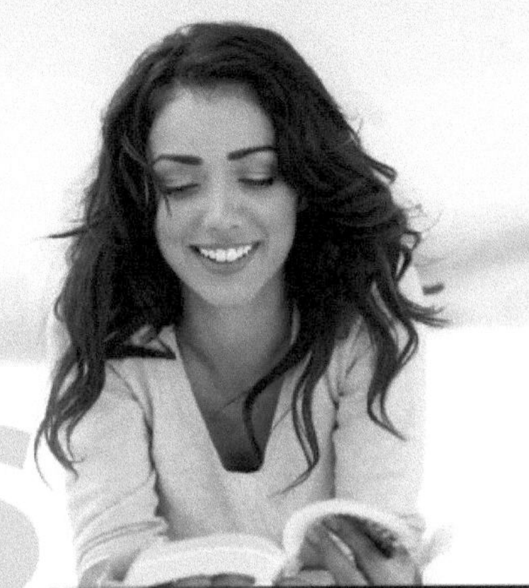

yes

I want morebooks!

Buy your books fast and straightforward online - at one of world's fastest growing online book stores! Environmentally sound due to Print-on-Demand technologies.

Buy your books online at
www.morebooks.shop

Compre os seus livros mais rápido e diretamente na internet, em uma das livrarias on-line com o maior crescimento no mundo! Produção que protege o meio ambiente através das tecnologias de impressão sob demanda.

Compre os seus livros on-line em
www.morebooks.shop

info@omniscriptum.com
www.omniscriptum.com

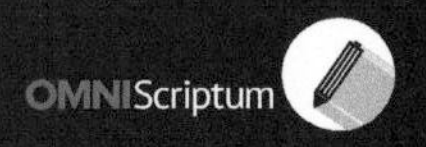

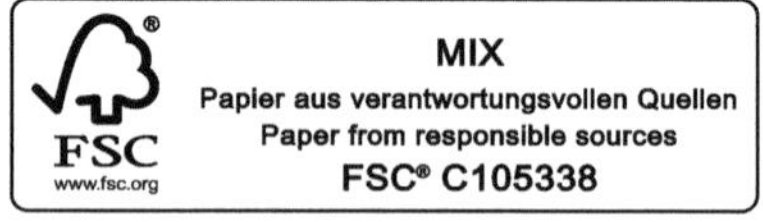

Printed by Books on Demand GmbH, Norderstedt / Germany